AF589913

DES ANOMALIES

ET DES

FORMES FRUSTES

DE LA SCLÉROSE

EN PLAQUES DISSÉMINÉES

PAR

Christe BOUICLI

Docteur en médecine de la Faculté de Paris,
Interne des hôpitaux,
Membre correspondant de la Société anatomique.

PARIS

A. PARENT, IMPRIMEUR DE LA FACULTÉ DE MÉDECINE

A. DAVY, successeur

52, rue Madame et rue Monsieur-le-Prince, 14.

1883

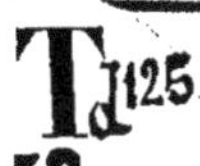

DES ANOMALIES

ET DES

FORMES FRUSTES

DE LA SCLÉROSE

EN PLAQUES DISSÉMINÉES

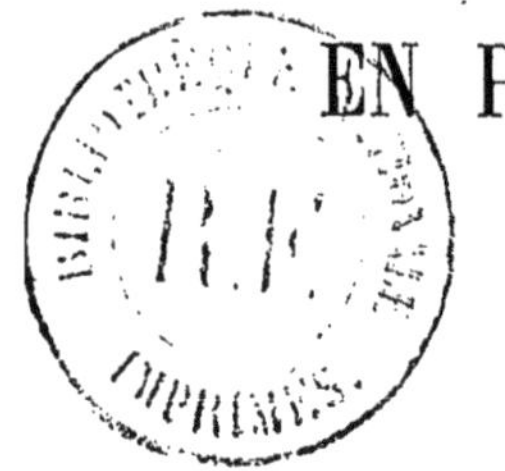

PAR

Christe BOUICLI

Docteur en médecine de la Faculté de Paris,
Interne des hôpitaux,
Membre correspondant de la Société anatomique.

PARIS

A. PARENT, IMPRIMEUR DE LA FACULTÉ DE MÉDECINE
A. DAVY, successeur
52, rue Madame et rue Monsieur-le-Prince, 14.

1883

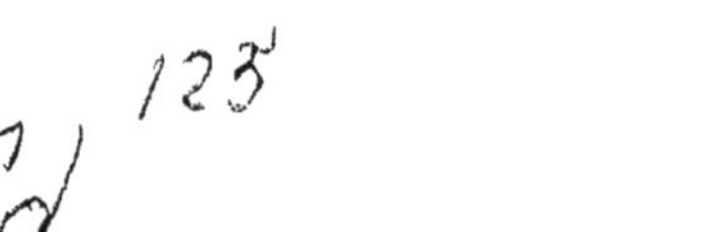

DES ANOMALIES

ET DES FORMES FRUSTES

DE LA SCLÉROSE

EN PLAQUES DISSÉMINÉES

INTRODUCTION. — DIVISION DU SUJET.

La sclérose en plaques disséminées est actuellement une des affections les mieux connues de l'axe cérébro-spinal. L'enseignement de M. le professeur Charcot ne s'est pas seulement borné à rendre les principaux traits de cette maladie parfaitement précis, bien nets, typiques en quelque sorte, de manière à permettre au praticien de la reconnaître, aussitôt qu'elle se présente accusée par son appareil de symptômes originaux et classiques ; mais il a insisté en même temps sur la variabilité de ses formes et aspects cliniques, sur les complications possibles, sur l'immixtion des phénomènes insolites qui troublent quelquefois son cours régulier. En un mot « M. Charcot a été aussi loin que le permettait l'analyse rigoureuse des observations connues au moment où il faisait ses recherches, et l'on peut ajouter que tous les documents publiés depuis cette époque n'ont fait que confirmer l'exactitude de sa description et la justesse de ses prévisions » (1).

Dans ce court mémoire nous nous proposons de passer en revue les complications ou pour mieux dire les anomalies qui, pouvant encombrer le tableau clinique normal de la sclérose en plaques disséminées, en dénaturent complètement le facies habituel, de manière à rendre la question de diagnostic très difficile, parfois même impossible à résoudre.

Les faits de cette nature sont actuellement suffisamment nombreux et se trouvent éparpillés dans des mémoires ou publications périodiques. Nous même avons été assez heureux pendant notre année d'internat à Bicêtre, dans le service de notre excellent maître M. Debove, d'observer un malade, dont l'histoire est intéressante à plus d'un titre. Ce n'est pas ici toutefois que nous ferons l'historique de la question ; il est plus pratique, pensons-nous, de citer les documents et leurs sources au fur et à mesure qu'ils se présentent au cours de la description.

Pour plus de clarté, nous diviserons notre travail en deux parties: 1° Nous étudierons d'abord les anomalies ou, pour nous servir du langage de M. Charcot, l'*immixtion de phénomènes insolites* au cours régulier de l'induration grise multiloculaire, à titre d'épiphénomènes

(1) Pitres. Anomalies de la sclérose en plaques. Rev. Mens., 1877, p. 894.

accessoires sans préjudice pour la symptomatologie classique qui reste intacte ; 2° ensuite nous insisterons sur ces formes incomplètes, à peine ébauchées, mal définies, dépourves de leurs signes fondamentaux, qui se présentent sous le masque trompeur d'une autre affection nerveuse et que le maître de la Salpêtrière appelle *les formes frustes* de la sclérose en plaques disséminées. De plus, nous décrirons chaque phénomène insolite et chaque forme fruste dans des chapitres à part.

Nous terminerons enfin par quelques considérations sur le diagnostic.

PREMIÈRE PARTIE

Immixtion de phénomènes insolites.

A. *Troubles psychiques.*

Les principaux symptômes, qu'on observe dans les formes régulières de la sclérose en plaques, consistent, comme l'a appris depuis longtemps l'enseignement de M. Charcot en : *diplopie*, *amblyopie*, *nystagmus*, *embarras particulier de la parole, vertiges et attaques apoplectiformes.* Leur existence est, comme nous le verrons plus loin, d'une haute importance séméiologique, lorsqu'il s'agit de bien asseoir le diagnostic probable de ces formes, à peine ébauchées, auxquelles l'appellation de « frustes », qui leur a été donnée par M. Charcot, convient si bien.

Pour ce qui est des phénomènes psychiques, ils sont plus rares et consistent surtout en un affaiblissement marqué de la mémoire ; les conceptions sont lentes ; les facultés intellectuelles et affectives émoussées dans leur ensemble. (Charcot. Mal. du syst. nerveux, s. I. 4me édition, p. 237.)

Dans certains cas, peu nombreux à la vérité, les troubles psychiques s'élèvent à une intensité d'expression telle que le tableau symptomatique de la sclérose en plaques se trouve modifié d'une manière insolite. Au milieu de l'état mental que nous avons signalé plus haut, l'une ou l'autre des formes classiques de l'aliénation mentale peuvent faire une irruption inopinée. A l'appui de cette assertion nous pouvons citer, d'après M. Charcot, un des malades de Valentiner, habituellement mélancolique, qui de temps en temps était atteint du *délire des grandeurs* ; un autre du Dr Leube, qui se croyait destiné à devenir roi ou même empereur. Le professeur de la Salpêtrière lui-même a observé une malade, qui a été prise d'un véritable accès de lypémanie.

Ces cas cependant ne doivent pas être très fréquents, car Leyden, dans son récent traité clinique des maladies de la moelle, se borne à signaler la possibilité de pareils faits, sans en donner une description détaillée.

Aussi croyons-nous utile de mentionner ici un nouveau fait de Lewis, qui serait fort intéressant, si son authenticité n'était pas douteuse, malgré l'affirmation de l'auteur, qui intitule son observation : *Un cas de sclérose cérébrale disséminée.* Voici d'ailleurs l'histoire de ce malade, telle qu'elle est rapportée par Lewis ; nous l'analyserons ensuite.

Observation I.

(Traduite par M. Dubreuilh, interne des hôpitaux.)

La sclérose en plaques aurait évolué, cliniquement, comme une manie aiguë. A l'autopsie petits îlots scléreux du cerveau en rapport avec les vaisseaux (1).

J. H..., 33 ans, veuf, entré au West-Riding asylum le 6 août 1877.

(1) W.-B. Lewis. A *Case of disseminated cerebral sclerosis.* (The journ. of ment. sc. janv. 1878. T. 23, p. 564.)

Les amis du malade racontent qu'il était très déprimé depuis une année, à la suite de la mort d'un enfant favori; mais les signes positifs d'aliénation mentale ne remonteraient qu'à une semaine environ. Tout d'un coup il devint très agité, se livra même à quelques actes de violence. Ces crises d'agitation augmentèrent d'intensité et de fréquence jusqu'au jour de l'entrée du malade à l'hôpital, et se caractérisaient par des cris, des discours incohérents, une disposition querelleuse et des impulsions destructives.

Les renseignements qu'on a pu obtenir sur sa vie, antérieurement à cette crise, fournis par ses amis, sont trop contradictoires pour qu'on puisse y attacher une bien grande importance. Il y a toutefois lieu de croire que depuis quelques années il menait une vie de débauche, et que depuis quelque temps il était d'une intempérance excessive.

Pas d'antécédents de traumatisme céphalique ou de maladie grave. Un parent éloigné avait été aliéné. Tels étaient les renseignements qu'on avait pu recueillir lors de son entrée.

Au moment de son admission à l'asile, il était très agité; la gorge sèche et la voix rauque; délire continuel; il gesticulait sans cesse, se démenait, et refusait toute espèce de nourriture.

Il resta toute une semaine dans cet état de délire aigu, s'agitant continuellement, proférant des paroles grossières et incohérentes; ce n'est qu'avec la plus grande difficulté qu'on pouvait fixer, pour un court instant, son attention.

Les traits les plus caractéristiques de son état étaient les suivants : grande instabilité, caractérisée par des accès de terreur ou de larmes, pendant lesquels il poussait des cris, ses jambes flageolaient; par ses gestes il laissait voir qu'il était en proie à des hallucinations. Sa conduite décelait une disposition soupçonneuse, qui se manifestait parfois par des impulsions agressives.

Pupilles égales, paresseuses, non conctractées; sa langue est projetée droit en avant et sans hésitation. Écoulement de salive abondant.

Circulation et respiration normales; le pouls est à 92.

Dix jours après son entrée il était toujours délirant; on ne pouvait le faire dormir que par le chloral. Il fallait le nourrir par la sonde. Rétention d'urine, rendant nécessaire l'emploi du cathétérisme.

Cet état persista pendant un mois, puis l'excitation se dissipa progressivement, et le malade devient torpide, apathique et extrêmement faible, et il ne peut marcher sans soutien. Sa peau est fraîche, la respiration est normale, mais le pouls est légèrement accéléré. Alimentation régulière; face un peu congestionnée.

Pendant deux jours il reste complètement prostré, sans mouvement, ne répondant pas aux questions qu'on lui posait, mais sans coma.

La sensibilité est diminuée du côté droit du corps; l'anesthésie est surtout très prononcée au bras droit.

Il succombe enfin à une pneumonie hypostatique, cinq semaines après son entrée.

Voici un extrait du procès-verbal d'autopsie :

Le crâne est un peu plus épais qu'à l'état normal, de densité normale.

Les sinus sont remplis de caillots noirs.

Il y a une atrophie très marquée de tous les lobes, surtout des lobes occipitaux.

Les membranes sont difficiles à enlever; mais en aucun point on n'arrache la substance corticale avec les méninges. Celles-ci sont légèrement opaques dans les régions frontales et pariétales. La pie-mère est résistante, épaissie, congestionnée, d'une nuance bleu foncé.

La substance grise du cerveau serait amincie. A part un piqueté rouge de la substance blanche, on ne découvre, à l'œil nu, rien d'anormal dans les régions corticale et médullaire.

Il n'y a pas de ramollissement dans les hémisphères. Les ganglions de la base sont sains.

A l'examen microscopique on trouve *une sclérose disséminée de toute la substance blanche*. Les foyers de sclérose sont très nombreux, et toujours en rapport avec les vaisseaux. Il y a une abondante prolifération des noyaux sur tout le trajet des vaisseaux, et des dépôts de cristaux d'hématoïdine dans les gaines.

La substance grise ne présente pas d'altération, les cellules nerveuses paraissent normales, mais les foyers de sclérose s'étendent à travers les travées médullaires jusqu'aux cellules fusiformes de la couche profonde de l'écorce.

En définitive, il s'agit d'un malade, qui, au milieu d'un état intellectuel douteux, est pris tout d'un coup d'un accès de manie aiguë avec agitation continuelle, vociférations, tendances agressives. Cet état, interrompu de temps à autre par des crises de surexcitations plus intenses, dure environ un mois et fait place à une nouvelle phase, caractérisée par des phénomènes de dépression. De plus, ce malade, qui succombe cinq semaines après son entrée à l'hôpital, a présenté de la rétention d'urine pendant la période de manie ; de la faiblesse dans les membres inférieurs et une hémianesthésie droite, très prononcée surtout au bras pendant la dernière semaine de son existence.

A *l'autopsie*, par l'examen microscopique seulement, on trouva dans le cerveau *une sclérose disséminée de toute la substance blanche*. Les foyers de sclérose, toujours en rapport avec les vaisseaux, s'étendaient à travers les travées médullaires jusqu'aux cellules fusiformes de la couche profonde de l'écorce.

S'il s'agit là d'une sclérose en plaques à type cérébral, il faut bien reconnaître qu'elle s'éloigne étrangement des modèles classiques ; il n'y a aucun des symptômes dits encéphaliques, qui puisse venir en aide au diagnostic. Et une marche si rapide ! A l'autopsie, particularité intéressante, le micoscope seul a pu révéler la nature de la lésion. Aussi, malgré son importance, ce n'est qu'avec réserve que nous considérons ce cas comme une forme insolite de sclérose en plaques.

En résumé nous pouvons conclure que l'aliénation mentale, sous une quelconque de ses formes variées et multiples, peut quelquefois s'immiscer au tableau symptomatique si chargé par lui-même de la sclérose en plaques.

B. *Phénomènes ataxiques.*

Il n'est pas rare, en matière de pathologie nerveuse, de voir des groupes symptomatiques, tributaires de lésions différentes, coexister chez le même sujet. Les symptômes se combinent entre eux, mais sans se confondre complètement cependant, de telle sorte qu'il est toujours possible d'isoler par l'analyse clinique ce qui appartient respectivement à tel ou tel territoire nerveux malade.

On n'ignore pas que la paralysie générale s'allie quelquefois aux symptômes de l'ataxie locomotrice. On a également publié, dans ces derniers temps, des cas de dégénération concomitante des faisceaux de Burdach et des cordons latéraux (sclérosespinale-postéro latérale; casdeLeyden, Prévost, Pierret, Westphall, Schultze, Raymond, Damaschino).

La sclérose en plaques disséminées, elle aussi, se trouve dans certaines circontances, sous le coup de ces alliances morbides, en particulier associée à l'ataxie locomotrice, et cela d'autant plus que ses localisations, multiples et pour ainsi dire capricieuses, peuvent très facilement atteindre les faisceaux médullaires qui servent de substratum anatomique à la maladie de Duchenne (de Boulogne).

Les faits de ce genre n'ont pas tardé à se produire et, dès l'année 1869, M. Bourneville put en réunir plusieurs exemples (1). La première observation, remontant déjà

(1) Nouvelle étude sur quelques points de la sclérose en plaques disséminées, par Bourneville. Paris, 1869.

à l'année 1867, appartient à M. le professeur Charcot ; M. Bourneville, dans son travail, rattacha à celle-ci deux autres cas observés par Friedreich. En 1873 M. Timal, dans sa thèse inaugurale, fit paraître deux nouvelles observations, dont une recueillie par M. Bourneville dans le service de M. Marotte à la Pitié. Leyden, enfin, dans son traité clinique des maladies de la moelle, cite l'histoire d'une malade, qu'il a eu l'occasion d'observer à l'hôpital de Strasbourg.

La lecture attentive de toutes ces observations (observations IV, V, VI, VII, VIII, IX) nous a démontré, qu'à peu de chose près, les phénomènes se sont produits, presque toujours, de la même nanière.

Habituellement, la sclérose en plaques était arrivée à une période avancée de son cours présentant déjà ses principaux symptômes, qui permettaient de la reconnaître facilement, lorsque les troubles ataxiques venaient se greffer sur le tableau clinique préexistant, comme des événements accessoires qui n'en altéraient pas les traits essentiels.

En résumé, c'est à titre d'épiphénomène surajouté, que l'ataxie apparaît dans ces circonstances et nullement comme un masque symptomatique qui prend la place des signes habituels de la sclérose disséminée, comme cela se voit dans les formes véritablement *frustes*.

L'exemple suivant est très remarquable : Un malade qui présentait déjà les symptômes habituels de la sclérose en plaques permit d'observer, de plus, les particularités qui vont suivre :

1. Pendant la marche les pieds sont projetés, comme chez les ataxiques.

2. Exagération de la titubation ; perte de l'équilibre, lorsque les yeux sont fermés.

3. Diminution de la sensibilité tactile ; perte de la notion de position.

4. Crises de douleurs fulgurantes.

5. Douleurs en ceinture,

Ces détails sont suffisamment expressifs par eux-mêmes pour que nous insistions davantage sur cette question, et pour terminer ce chapitre nous ne saurions mieux faire que transcrire ici les lignes suivantes écrites par M. Charcot : « Il ne s'agit pas là, suivant moi, d'une combinaison des formes élémentaires des deux maladies, l'ataxie locomotrice progressive et la sclérose en plaques cerébro-spinale. Pour mon compte, je n'ai jamais rencontré, sur le cadavre, la coexistence de l'induration grise multiloculaire avec la sclérose *fasciculée* postérieure, et sans nier que cette association puisse exister, je la crois au moins infiniment rare. Il est assez commun, au contraire, que les plaques scléreuses qui, dans la règle, siègent principalement sur les cordons antéro-latéraux, franchissent les sillons postéro-latéraux et empiètent sur les cordons postérieurs. »

C. *Phénomènes bulbaires.*

Le syndrome clinique décrit par Duchenne (de Boulogne) sous le nom de paralysie *labio-glosso-laryngée*, éclate, comme on le sait, dans certains cas, à l'état d'affection isolée, reconnaissant alors pour cause des lésions qui envahissent d'emblée les noyaux d'origine des nerfs bulbaires; dans d'autres, au contraire, son apparition est consécutive et il vient se greffer sur un terrain déjà malade. Tout le monde sait que l'atrophie musculaire progressive quelquefois, et la sclérose latérale amyotrophique presque toujours, présentent, consécutivement aux autres symptômes qui leur appartiennent en propre et à leurs périodes terminales, les troubles habituels de la paralysie bulbaire.

Mais, dans ces dernières années, on put constater que ces deux dernières espèces morbides n'étaient pas les seules à se compliquer, à un certain moment de leur marche, de paralysie labio-glosso-laryngée, et que la sclérose en plaques, elle aussi, devait être considérée, comme pouvant présenter de pareils troubles.

La première observation authentique de ce genre appartient à H. Schüle (1). En France, dès 1871, plusieurs exemples se présentèrent à l'examen de M. Charcot, à la Salpêtrière (Obs. XI, XII, XIII), si bien qu'en 1873 M. Timal put, en recueillant les observations relatives à ce sujet, tenter une description d'ensemble.

Aujourd'hui tous ces faits étant bien connus, nous ne nous étendrons pas longtemps sur cette question, et nous nous bornerons tout simplement à rapporter ici les conclusions formulées par M. Charcot, dans ses leçons cliniques.

« J'ai réservé, dit-il, pour la mentionner d'une ma-

(1) H. Schüle. Beitrag zur multiplen sclerose des Gehirns und Rückenmarks. In Deutsches Archiv für klin. medicin., 1870. Bd VII, p. 259.

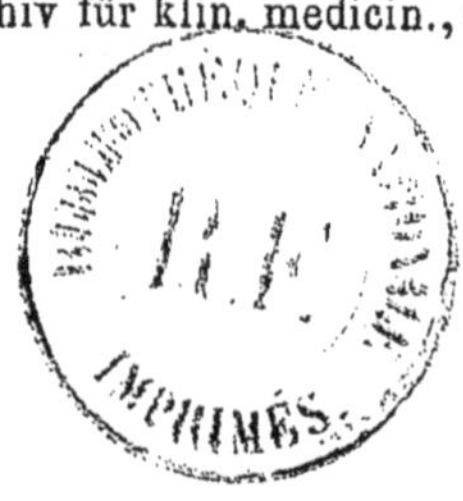

nière toute spéciale, l'apparition de quelques symptômes de *paralysie bulbaire*, parce qu'ils peuvent, en s'aggravant brusquement, précipiter le cours des événements et amener la terminaison fatale, avant même que les phénomènes de la dernière période se soient manifestés. En même temps que la parole devient de plus en plus difficile, il se produit en premier lieu un embarras de la déglutition, qui, transitoire d'abord, devient bientôt permanent. Puis se montrent de temps à autre des accès de dyspnée plus ou moins graves, et la mort peut survenir dans un de ces accès. J'ai observé tout récemment deux cas qui se sont terminés de cette manière. L'autopsie a fait reconnaître, dans ces cas, qu'une plaque de sclérose avait envahi le plancher du quatrième ventricule, où elle englobait les noyaux d'origine de la plupart des nerfs bulbaires. »

D. *Exagération insolite du réflexe tendineux.*

Ce symptôme, actuellement bien connu dans sa manière d'être, est, comme on le sait, d'une grande valeur séméiologique. Dans la sclérose en plaques il est presque toujours exagéré, et M. Charcot considère cette exagération du réflexe comme d'une très haute importance dans les cas frustes.

Nous n'en aurions pas parlé ici, si, dans certains cas, il ne devenait pas le symptôme prédominant. En effet, M. Rendu, dans la *France médicale* de l'année 1881, a relaté l'histoire d'un malade, chez lequel le réflexe du tendon présentait une exagération véritablement insolite, qui se rencontre rarement, poussée aussi loin, dans le cours de la sclérose en plaques.

Voici, en effet, ce que nous y trouvons relativement au cas particulier qui nous occupe : « En frappant, même très légèrement, le tendon rotulien, on voit tout le corps du malade agité d'un brusque soubresaut, survenu au niveau des membres du côté opposé au choc. Aussi, quand on touche le tendon rotulien droit, c'est le côté gauche qui subit comme une décharge électrique. Le choc est-il plus fort, le membre est secoué par une série d'oscillations et de secousses rhythmées qui se propagent à tout le côté du corps opposé à l'attouchement. Les mêmes phénomènes s'observent quand on percute les tendons du triceps brachial, du biceps, etc. » Ce fait est unique jusqu'à présent, à notre connaissance du moins, pour qu'il fût intéressant de le signaler dans notre travail. Il est important, et par l'exagération du réflexe et par cet autre fait que le choc tendineux provoque une secousse, du côté opposé du corps, au point frappé.

E. *Spasme musculaire au début des mouvements volontaires.*

Pour terminer la liste des différents symptômes qui, à un titre quelconque, peuvent s'adjoindre au tableau classique de la sclérose en plaques, nous devons signaler un dernier trouble fonctionnel, sur lequel MM. les docteurs Ballet et Marie ont attiré les premiers l'attention, en France du moins (Archives de neurologie, janvier 1883). Dans ce qu'il y a de plus essentiel, ce trouble fonctionnel consiste en une *raideur spasmodique* de certains muscles survenant au moment d'exécuter un mouvement ou plutôt pendant l'*exécution* même du mouvement. Ce phénomène est accompagné d'une sensation à laquelle le malade ne se trompe pas, sensation de contraction spasmodique du muscle, mais sans ce caractère douloureux quelquefois très développé qui accompagne généralement les crampes chez les individus sains.

Or, en rapport avec ce trouble fonctionnel, qui se montre dans des conditions particulières, bien étudiées par les auteurs cités plus haut, se trouve un cas de sclérose en plaques, rapporté par eux d'après Erb, qui l'a inséré dans son article du *Manuel de Ziemssen.* Il s'agit d'un malade atteint de sclérose en plaques qui, pendant sa jeunesse, aurait présenté une raideur et une maladresse toutes particulières ; il ressentait dans les membres des raideurs semblables à des crampes, dès qu'il voulait faire un mouvement, se lever de sa chiase..., etc. Lorsqu'il tenait entre ses doigts un objet peu volumineux, il ne pouvait le lâcher juste au moment voulu, etc., etc.

DEUXIÈME PARTIE

Formes frustes.

A. *Formes frustes simulant le tabes dorsal spasmodique.*

Pendant notre année d'internat, dans le service de notre excellent maître M. Debove, médecin de Bicêtre, nous avons eu l'occasion de suivre pendant longtemps l'histoire d'un malade qui de son vivant présentait un tableau morbide, qu'on ne pouvait pas judicieusement attribuer à l'une quelconque des lésions connues de l'axe cérébro-spinal. Nous pouvons dire dès maintenant cependant, que dans l'ensemble des symptômes spinaux observés chez lui figurait, au grand complet, le syndrome clinique, connu sous le nom de *paraplégie spasmodique.*

« Sous ce nom de paraplégie spasmodique, M. Charcot entend désigner, il importe de le relever, non pas une espèce morbide distincte, autonome, mais bien un ensemble symptomatique, un sydrome si l'on veut, qui se montre commun à plusieurs maladies dans lesquelles certaines parties de la moelle épinière sont intéressées. Myélite transverse ou diffuse, compression lente, tumeurs centrales de la moelle épinière, scléroses descendantes d'origine cérébrale, *tabès dorsal spasmodique* telles sont, avec la *sclérose en plaques*, les circonstances dans lesquelles la paraplégie spasmodique se rencontre pour ainsi dire régulièrement (1). »

Que la paraplégie spasmodique se produise au cours de la sclérose en plaques disséminées, cela n'a rien d'insolite ; la chose est même habituelle dans les formes classiques de celle-ci. Mais alors elle vient se greffer sur un tableau clinique déjà bien accusé et sa participation est, pour ainsi dire, secondaire dans l'expression symptomatique de l'induration grise multiple.

Il n'en est pas de même lorsque, comme chez notre malade, les symptômes fondamentaux, les principaux traits caractéristiques de la sclérose multiloculaire, sont à peine ébauchés, mal dessinés, effacés en quelque sorte derrière cette raideur musculaire qui devient le phénomène le plus saillant de la situation. La paralysie spasmodique prend alors une importance capitale et, à elle seule, elle remplit presque toute la scène pathologique.

La confusion, dans ces conditions, est pour ainsi dire inévitable, et ce n'est pas, sans une grande difficulté, qu'on parvient alors à isoler la sclérose en plaques.

L'erreur est même quelquefois fatale : l'une des malades présentée dans une leçon de la Salpêtrière « comme offrant un exemple de *tabes dorsal spasmodique*, a succombé depuis. L'autopsie n'a pas confirmé le diagnostic qui, d'ailleurs, avait été posé avec quelques réserves. Elle a fait reconnaître l'existence de plaques scléreuses disséminées » (1). Comme on le voit, il n'est pas sans

(1) Charcot. Diagnostic des formes frustes de la sclérose en plaques. Progrès médical, 1879. P. 98.

(2) Charcot. Mal. du syst. nerveux. 3e édition, t. II, p. 294.

intérêt de bien étudier les faits de cette nature, qui sous le masque trompeur du tabes spasmodique dissimulent assez souvent des scléroses en plaques, des mieux accusées au point de vue anotomo-pathologique.

A notre observation personnelle qui, croyons-nous, est la plus récente, nous pouvons en ajouter quatre autres, qui présentent de grandes analogies avec l'histoire de notre malade.

La plus ancienne appartient à M. Vulpian (1). La seconde se rapporte à un malade, dont Killian a publié l'histoire en 1877 (2). La même année M. Pitres donne la relation détaillée d'une malade qui venait de mourir à la Salpêtrière, dans le service de M. Charcot (3). En 1879, ce dernier maître, à l'occasion d'une leçon clinique, publie un autre nouveau fait du même genre, d'autant plus remarquable que le diagnostic a été posé du vivant de la malade (4).

C'est en nous appuyant sur ces observations et en mettant à profit aussi le cas qui nous est personnel (obs. XVIII), que nous tenterons une courte description d'ensemble de cette forme particulière de la sclérose en plaques disséminées, pour mieux faire ressortir ainsi les analogies qu'elle présente avec le tabes dorsal spasmodique et pour rendre plus saillantes les dissemblances qui l'éloignent de la forme classique.

(1) Vulpian. Notes sur la sclérose en plaques de la moelle épinière. Union médicale, 1866.

(2) Killian. Ein Fall. von diffuser Myclitis chronica. Arch. für Psychyatrie und Vervenkrankheisen. T. VII, 1877.

(3) Pitres. Contribution à l'étude des anomalies de la sclérose en plaques disséminées. Revue mensuelle, 1877. P. 902.

(4) Charcot. Loco citato.

DESCRIPTION CLINIQUE DE LA FORME SPASMODIQUE DE LA SCLÉROSE EN PLAQUES.

a.) *Motilité.* — Les faits que nous avons sous les yeux sont unanimes à le prouver : l'affection a toujours débuté par une faiblesse des membres inférieurs, tantôt lente et progressive, tantôt plus rapide et procédant par accès intermittents (obs. XVII). C'est à la suite d'une série de crises de vertiges que la faiblesse des jambes devint, dans ce cas particulier, plus accusée à chaque nouvel accès.

Au bout d'un certain temps, à la faiblesse s'adjoint un état particulier de raideur musculaire, se manifestant au début d'une manière transitoire seulement, à l'occasion de certains mouvements de précision par exemple. C'est ainsi que notre malade éprouvait, toutes les fois qu'il descendait à la cave, un sentiment de crispation dans les jambes, ce qui le faisait tomber en dépit de ses précautions.

A la longue, la raideur faisant des progrès continuels, la marche devient de plus en plus difficile; les spasmes musculaires surviennent maintenant à chaque tentative de station debout, et pour faire quelques pas, les malades sont obligés de s'aider de cannes et de béquilles.

Enfin, au bout d'un nombre d'années plus ou moins variable, la progression devenant pour ainsi dire impossible, les patients se trouveront désormais continuellement confinés au lit. A ce moment ils sont, sans cesse, dans le décubitus dorsal, privés tout à fait de la faculté d'exécuter des mouvements volontaires. Dans la majorité des cas (obs. XIV, XVI, XVII, XIII), les membres inférieurs sont immobilisés dans l'attitude suivante : la jambe fortement étendue sur la cuisse et celle-ci sur le bassin ; le pied en extension forcée figurant le pied bot varus équin. De plus les deux membres ont de la tendance à se rapprocher continuellement l'un de l'autre, de telle sorte que, quelquefois, comme dans le cas de M. Vulpian, on est obligé de placer des linges entre les malléoles, pour empêcher la douleur produite par leur pression réciproque.

Cette attitude des membres représente un premier type, celui de *l'extension forcée*, auquel on pourrait opposer un second, celui de la *flexion forcée*. Dans l'observation de Killian, en effet (obs. XV), il est nettement indiqué que : « les extrémités inférieures présentent une contracture dans le sens de la flexion, avec les genoux relevés en l'air. Cette contracture atteint en outre la hanche. Les articulations sont tellement fléchies, que les talons viennent toucher la région fessière. »

Mais qu'il s'agisse d'une attitude ou d'une autre, les malades ne peuvent plus imprimer à leurs membres aucun mouvement spontané ; soulevés, ceux-ci figurent de véritables barres rigides qui retombent lourdement sur le plan du lit, aussitôt qu'on ne les retient plus. De plus, si l'on essaie de vaincre la rigidité musculaire, malgré la force qu'on pourrait déployer, on ne parvient qu'incomplètement, en provoquant en même temps une sensation pénible de douleur.

De temps en temps, la raideur, bien que permanente, s'exalte toutefois davantage sous la forme de crises spontanées de trépidation épileptoïde, généralement non douloureuses. Ces accès peuvent être quelquefois provoqués par l'émotion et surtout par la flexion brusque du pied sur la jambe. Enfin, les réflexes tendineux, dans les deux seules observations (XVII, XVIII), où il en soit fait mention, étaient parfaitement conservés.

Ces différents troubles moteurs, tels que nous venons de les étudier, peuvent dans certains cas rester cantonnés aux membres inférieurs (obs. XVII, XVIII), bien qu'il ait, même alors, un peu de faiblesse ou un léger tremblement, à l'occasion des mouvements intentionnels, dans les membres supérieurs.

D'autres fois, et le plus souvent peut-être, ces derniers sont envahis à leur tour, peu de temps après les premiers, par la raideur qui, intermittente d'abord, finit par s'installer peu à peu d'une manière permanente et définitive. Lorsque la rigidité musculaire est portée à son maximum d'intensité, les membres thoraciques sont complètement immobiles et se trouvent, comme cela est bien noté dans l'observation XIV, dans l'attitude de l'*extension forcée.* L'avant-bras est étendu sur le bras et en pronation ; le membre lui-même est appliqué sur la partie latérale du tronc. Les doigts sont fléchis dans la paume de la main ; le pouce est fléchi dans l'intérieur de la main fermée.

De même que pour les membres inférieurs, il faut noter l'impossibilité des mouvements spontanés ; la difficulté des mouvements provoqués, très limités d'ailleurs et peu douloureux. Les crises de trépidation spasmodique ont été toutefois plus rarement observées.

En résumé, si nous voulions énoncer, dans une seule formule clinique, les troubles de la motilité, présentés par ces malades, nous dirions que : *les quatre membres le plus souvent, les inférieurs seulement quelquefois, sont le siège d'une contracture intense et permanente qui les immobilise complètement.*

b.) *Sensibilité.* — Celle-ci, d'une manière générale, est presque toujours intacte et répond bien à tous les modes d'exploration. On a signalé cependant certains troubles sans signification précise, qui échappent à une description d'ensemble.

La malade de M. Pitres aurait présenté des douleurs très vives au niveau du sacrum, comparables à la sensation que donnerait une plaie à vif. Du reste, pas d'élancements, ni de fourmillements dans les jambes ; quelques plaques d'anesthésie cependant sur les deux seins et la peau du sternum, à l'épigastre et le long des sixième et septième côtes, des deux côtés.

La malade de M. Charcot a présenté quelques douleurs fulgurantes ; le malade de Killian, enfin, accusait de fortes douleurs, au moment de ses crises de contracture spasmodique surtout.

En rapport avec la conservation de la sensibilité, nous signalerons l'intégrité du réflexe plantaire.

c.) *Troubles des organes génito-urinaires et de la défécation.* — Les faits n'étant pas suffisamment clairs à cet égard, nous nous bornerons aux remarques suivantes :

on a noté quelquefois (cas de Charcot et Killian) une perte des matières et des urines, qui s'échappaient involontairement ; chez notre malade, au contraire, il existait une constipation opiniâtre, dont on ne venait à bout que par l'injection dans le rectum de cinq ou six litres d'eau salée. Les autres observations sont complètement muettes sur ce point.

d.) *Symptômes encéphaliques.* — Ils sont, dans l'espèce, d'une importance capitale, car c'est sur leur existence bien constatée que s'appuiera le diagnostic assez mal aisé par lui-même.

Malheureusement, contrairement à ce qui s'observe dans la sclérose en plaques à forme classique, ils sont de beaucoup moins accentués et lorsqu'on les rencontre il est très rare qu'on les trouve tous réunis chez le même malade.

Killian, pour tout phénomène, dit encéphalique, ne signale chez le sien qu'un état de stupidité, voisin de la démence. Le nôtre n'a présenté qu'un peu de perte de la mémoire, avec un léger embarras de la parole et un certain degré d'amblyopie, qui aide déjà un peu le diagnostic ; la malade de M. Charcot, en dehors d'une cécité transitoire et des vertiges au début, ne permit de constater qu'un peu de diplopie et du strabisme. Enfin, dans les cas de M. Pitres et de M. Vulpian, il n'y avait pas trace de troubles encéphaliques.

Arrivé au terme de cette description, il est facile de conclure que : *la forme fruste spasmodique de la sclérose en plaques est caractérisée par une contracture des membres avec absence du tremblement à l'occasion des mouvements intentionnels et des symptomes dits encéphaliques.*

Si nous mettons maintenant en regard de ce tableau que nous avons tracé, celui du *tabès dorsal spasmodique*, on sera frappé de leur identité presque complète.

« Ici le premier et pendant quelque temps le seul symptôme consiste dans un état parétique, portant également sur les deux membres inférieurs ou plus marqué sur l'un d'eux, et qui n'a d'autre effet d'abord que de rendre la marche, surtout au sortir du lit, un peu difficile. Les malades dépeignent la situation en disant qu'ils se fatiguent vite, que leurs membres leur paraissent lourds, et qu'en marchant ils traînent la jambe. A cette parésie s'adjoint bientôt une tendance plus ou moins prononcée aux spasmes musculaires. Alors, dans la situation horizontale, au lit par exemple, les membres affectés commencent à se raidir de temps en temps sous forme d'accès, surtout dans le sens de l'extension et de l'adduction, à un plus haut degré. Ils deviennent momentanément comme des barres rigides, inflexibles. Ils sont pris souvent, en outre, fréquemment, sans cause appréciable, d'une trépidation qui, tantôt reste bornée aux extrémités, tantôt se répand sur toute l'étendue du membre et peut se communiquer au corps tout entier. Cette trépidation, le médecin peut la provoquer, pour ainsi dire à volonté, en relevant brusquement, avec la paume de la main, la pointe du pied ou l'extrémité des orteils.

La rigidité, et l'on peut en dire autant de la trépidation, s'accuse plus encore lorsque le malade sort du lit et se tient debout. Elle gêne la marche de plus en plus à mesure que, par suite de l'aggravation progressive du mal, elle s'accentue plus fortement et tend à devenir permanente, mais ce n'est que dans les phases avancées, et souvent au bout de nombreuses années, qu'elle la rend définitivement impraticable (1). »

A l'article diagnostic, nous essayerons de différencier, autant que faire se peut, ces deux affections nerveuses, qui se touchent par autant de côtés communs.

B. *Forme fruste simulant la sclérose latérale amyotrophique.*

Jusqu'à présent, on n'a publié qu'un seul exemple de sclérose en plaques fruste, ayant revêtu le facies clinique de la sclérose latérale amyotrophique ; c'est une malade observée par M. Pitres, dans le service de M. Charcot. Quant aux simples atrophies musculaires, pouvant s'immiscer, d'une manière accessoire aux symptômes classiques de l'induration grise multiloculaire, les cas en sont déjà assez nombreux.

« On trouve en effet, signalé dans plusieurs observations, un amaigrissement notable des membres supérieurs ou inférieurs. Dans un cas rapporté avec beaucoup de détails par M. Schüle, il est dit que les membres inférieurs s'amaigrissent d'abord du côté droit, puis du côté gauche. Dans une seconde observation publiée un an plus tard par le même auteur, il est également fait mention d'un amaigrissement très grand des muscles des jambes.

(1) Charcot. Leçons sur les maladies du syst. nerveux. 3e édit., t. II, p. 279.

M. Rosenthal signale l'atrophie des extrémités inférieures, dans une observation consignée dans son traité clinique des maladies du système nerveux. M. Buchwald a rapporté deux cas de sclérose en plaques, l'un dans lequel on trouva, à l'autopsie, les muscles des mollets et des cuisses légèrement atrophiés; l'autre, dans lequel il existait un amaigrissement notable des membres supérieurs.

Dans d'autres observations, l'atrophie porte sur un seul membre ou sur un groupe musculaire isolé. Ainsi, dans un cas rapporté par Otto, il est dit que la jambe droite est plus faible et plus grêle que la gauche. On trouve dans la thèse de M. Timal, l'observation d'une malade du service de M. Charcot, nommée Vinc..., chez laquelle on remarquait une atrophie très marquée de l'avant-bras et de la main, du côté droit. Enfin, M. Erbstein a publié un cas fort intéressant, dans lequel la langue présentait pendant la vie une atrophie très remarquable de sa partie antérieure (1). »

Tous ces faits, brièvement signalés, n'ont pas plus de signification diagnostique que n'en ont dans l'espèce les phénomènes bulbaires et les troubles ataxiques déjà étudiés. Ce sont là autant de circonstances qui, se montrant pour ainsi dire d'une manière incidente, ne parviennent jamais à dénaturer les traits essentiels de la sclérose en plaques.

Il n'en serait pas de même dans l'observation de M. Pitres (obs. XXI), dont nous donnons ici, d'après lui, un court résumé :

(1) Pitres. Loco citato.

1° L'affection a débuté par des accidents aigus, caractérisés, au dire de la malade, par de la céphalalgie et des vomissements bilieux persistant pendant trois semaines.

2° La maladie confirmée a présenté une symptomatologie tout à fait anormale, puisque la plupart des symptômes vraiment caractéristiques de la forme cérébro-spinale de la sclérose en plaques (tremblement à l'occasion des mouvements volontaires, nystagmus, parole scandée, vertiges, attaques apoplectiques), ont fait complètement défaut. Toutefois il convient de faire ici une réserve. L'observation n'a été en effet régulièrement recueillie qu'au commencement de 1876. Or, il est possible que quelques-uns de ces symptômes aient existé temporairement et aient échappé à l'attention ou à la mémoire de la malade.

3° La mort a eu lieu par le fait d'accidents bulbaires.

4° Enfin, l'extension considérable de l'atrophie musculaire est un des faits les plus remarquables de l'histoire de cette malade.

C'est là un fait unique, jusqu'à présent, qui ne permet pas encore de trancher définitivement la question.

C. *Forme fruste simulant l'hémiplégie d'origine cérébrale.*

Ce n'est pas sans une grande réserve que nous faisons figurer ici cette tête de chapitre, attendu que les faits sur lesquels elle s'appuie sont extrêmement peu nombreux encore; nous n'en avons pu trouver que deux, et ils ne présentent pas une précision suffisamment nette, pour que l'on soit autorisé d'en tirer des conclusions définitives.

Mais en attendant que des recherches ultérieures viennent confirmer leur exactitude, il nous a semblé utile cependant de réunir ces deux faits, dans une même rubrique, pour mieux attirer l'attention des observateurs. Bien qu'il y ait entre les deux observations en question des différences notables, elles ne ressemblent toutefois à aucune des anomalies que nous avons rencontrées jusqu'ici, au cours de la sclérose en plaques. Nous pouvons ajouter aussi qu'il aurait été impossible de pressentir, du vivant des malades, la véritable nature de la lésion.

La première observation appartient à M. Charcot, et se trouve insérée dans le travail de M. Vulpian, de 1866. Nous avons omis dans le récit de l'histoire de la malade tous les détails secondaires.

Observation II (résumée).

(Vulpian. Union médicale, 1866, p. 507.)

Sclérose en plaques. — Attaques apoplectiques suivies d'hémiplégie du côté droit.

La nommée X..., âgée de 43 ans, entre à l'infirmerie de la Salpêtrière (service de M. Charcot) le 29 janvier 1859.

Le début de son affection remonte à l'année 1856.

Au printemps de cette année, cette femme éprouve des étourdissements, des vertiges, d'abord rares, puis revenant cinq ou six fois par jour. Quelquefois ces étourdissements sont suivis de chutes, sans perte de connaissance, sans mouvements convulsifs.

Le 14 mai 1856, elle se couche, étant à peu près dans son état ordinaire ; pendant la nuit elle se réveille en sursaut ; elle est prise de vomissements abondants ; elle ressent des engourdissements de tout le côté droit et des crampes dans les jambes. Elle se lève, descend de son lit, y remonte avec peine, meut encore à ce moment ses quatre membres. Elle se rendort, et le matin elle se réveille brisée, courbaturée, et atteinte d'une hémiplégie complète du côté droit. La bouche était déviée à gauche. Quinze jours après, le mouvement était à peu près revenu dans le bras. Le membre inférieur seul reste paralysé. La sensibilité n'avait pas été abolie.

En 1859, seconde attaque d'hémiplégie. Cette fois, la parole est perdue pendant quinze jours. A la suite de cette attaque, il se produit peu à peu une contracture des muscles fléchisseurs des doigts et de l'avant-bras du côté droit.

En 1861, dans le mois de décembre, troisième attaque, précédée pendant quelques jours de douleurs vives dans le jarret et le talon du membre inférieur gauche.

Dans l'intervalle des deux attaques, la malade n'aurait pas recouvré la possibilité de marcher.

État de la malade en 1882 (1er janvier). La malade peut à peine se mouvoir dans son lit. Facultés intellectuelles intactes. Le membre supérieur du côté droit, atteint de raideur, est à peu près complètement privé de mouvements spontanés. Les deux membres inférieurs sont dans l'extension permanente.

Sensibilité et réflexe plantaire intacts.

Paralysie incomplète du nerf moteur oculaire externe du côté gauche, déterminant un strabisme interne et une diplopie bien manifeste.

Élancements dans la tête, surtout à gauche.

Vers la fin de janvier, la malade est prise de douleurs de reins et de maux de tête; peau chaude, 84 pulsations par minute. Les douleurs, la contracture deviennent plus fortes dans les membres. En même temps on remarque une déviation très marquée de la bouche, à droite.

La malade succombe enfin le 8 février, après une agonie de vingt-quatre henres.

Autopsie le 9 février. —*Protubérance annulaire.* Sur la face antérieure une première plaque, à gauche du sillon médian; une deuxième au-dessous de la précédente, du même côté, mais empiétant un peu sur le côté droit. Une troisième sur le pédoncule cérébelleux moyen du côté droit.

Bulbe rachidien.— La pyramide gauche est sclérosée.

Moelle épinière ; région cervicale. — A droite, bande grisâtre formée par une sclérose du faisceau antéro-latéral, se terminant en pointe au commencement du renflement brachial.

Sur des coupes.— Les taches de la protubérance sont très superficielles.

La pyramide gauche antérieure est atteinte dans toute sa profondeur. Au maximum d'altération de la région cervicale, la dégénération atteint en profondeur le bord externe de la substance grise. Le cerveau est tout à fait normal.

Voilà donc une malade qui n'a présenté aucun des symptômes classiques de la sclérose en plaques. Son intelligence, sa mémoire, sont complètement intactes; pas de nystagmus, pas d'embarras de la parole. Le tremblement, à l'occasion des mouvements intentionnels, ne se trouve mentionné nulle part.

Cependant on remarque, au début, des étourdissements, quelquefois d'une intensité telle, que la malade tombe, mais sans perdre connaissance et sans présenter de tremblement, ni de convulsions.

Les particularités véritablement remarquables sont les suivantes:

Le 14 mai 1856, la malade s'aperçoit, à son réveil, que tout son côté droit est paralysé: la bouche est déviée à gauche. Au bout de quinze jours, les mouvements reviennent dans les bras, mais la jambe reste paralysée, contrairement à ce qui se passe habituellement dans l'hémiplégie, d'origine cérébrale. La sensibilité n'a pas été abolie.

En 1859, trois ans plus tard, seconde attaque d'hémiplégie, avec aphasie qui ne cesse qu'au bout de quinze jours. Cette fois-ci, contracture des muscles fléchisseurs des doigts et de l'avant-bras.

En 1861, troisième attaque.

Enfin, vers la fin de la vie de la malade, on note : un strabisme interne de l'œil gauche et une déviation des traits de la figure à droite (contracture post-hémiplégique). De plus, à la raideur généralisée maintenant à tout le côté droit, se joint une contracture du membre inférieur gauche.

En résumé, trois attaques d'hémiplégie droite, suivie de contracture post-hémiplégique. Cette observation, quoique ancienne, devait être relevée ici, avec tout l'intérêt qu'elle comporte, parce que rien du vivant de la malade ne pouvait faire présumer la sclérose en plaques, qui n'a été révélée que par l'autopsie.

Quant au second fait, qui appartient à un auteur allemand, il doit être considéré avec la plus grande circonspection, en raison de l'obscurité, avec laquelle se trouve relatée l'autopsie. Il est remarquable surtout par la discussion qu'il a provoquée au sein de la Société médico-psychologique de Berlin, entre gens de valeur, tels que Remak, Westphall et Wernicke.

Observation III.

(Due à l'obligeance de M. le Dr Marie.)

Ein bemerkenswerther Fall von inselförmiger multipler sclerose des Hirns ünd Rückenmarks. — Von. P. Guttmann (Berliner Zt. schft f. klin. med., 1880. T. II, p. 46.

Agnès Weichmann, 47 ans, ouvrière, entre, le 15 avril 1876, dans le Baracken-Lazareth de Berlin, après avoir été pendant très longtemps à l'hôpital de la Charité.

Malgré la faiblesse de son état mental, on apprend qu'avant le début de sa maladie elle aurait fait une chute grave sur la tête.

Le symptôme le plus frappant est une anesthésie complète de tout le côté gauche du corps pour toutes les sortes d'impressions tactiles. La motilité du côté gauche est aussi diminuée; la main serre moins fortement; la jambe est traînée légèrement, et posée d'une façon irrégulière; la malade ne peut marcher lentement, mais est comme poussée en avant et à gauche, de sorte qu'elle décrit des arcs de cercle incomplets vers la gauche; l'aspect général est celui de mouvements forcés.

La vue est complètement abolie dans l'œil gauche, même la simple perception lumineuse ne se fait plus; à l'ophthalmoscope, on trouve à gauche une myopie très prononcée, une coloration blanche intense de la papille et une altération des parois artérielles; à droite, légère coloration blanche de la papille. Le moteur oculaire externe est presque complètement paralysé, l'œil gauche est constamment porté en dedans.

L'odorat, le goût, l'ouïe sont complètement abolis à gauche.

Le facial gauche présente une légère parésie; l'hypoglosse gauche est complètement paralysé; la langue dévie à droite quand la malade la tire fortement, de sorte qu'entre son bord gauche et la commissure correspondante il se trouve un large espace.

La percussion de la partie postérieure de la tête est extrêmement sensible à droite.

L'état mental de la malade est très faible; sa parole présente ceci de particulier que, dans un mot, elle confond souvent la place respective des syllabes, et qu'elle intercale d'une façon presque régulière la syllabe « ver » entre les syllabes des attributs et des substantifs.

De temps en temps elle éprouve des attaques de vertiges, liées à des douleurs dans la partie postérieure de la tête, à une tendance aux vomissements et même à des vomissements; de plus, dans les derniers temps, on observe de légers troubles de la sensibilité dans les extrémités supérieure et inférieure du côté droit.

Tel était l'état de la malade lorsqu'elle fut présentée, en 1877, à la Société médico-psychologique de Berlin par le Dr Curschmann; celui-ci rejetait le diagnostic hystérie pour admettre une affection au foyer du cerveau, ou bien des tumeurs multiples à évolution lente de la dure-mère, peut-être de nature traumatique; ou même de la sclérose multiloculaire.

Remak et Westphal qui, deux ans auparavant, avaient observé pendant plusieurs mois la malade à la clinique de la Charité, croyaient à un cas d'hystérie. Wernicke n'admettait pas ce diagnostic et formulait le diagnostic en plaques, en se basant surtout sur la faiblesse intellectuelle et le caractère aphasique des troubles de la parole.

En septembre 1877, convulsions cloniques des extrémités droites revenant par accès répétés pendant la journée, avec conservation du sentiment; elles cessent le 4 septembre; douleurs de tête et sensations de vertige intenses l'obligeant à garder le lit.

Au printemps de 1878, hémoptysie.

Signes de phthisie pulmonaire qui, en octobre 1879, amena la mort de la malade.

Il y avait eu une nouvelle attaque apoplectiforme en avril 1879.

L'autopsie fut faite par Guttman et Wernicke.

Moelle. — Rien dans les enveloppes; au commencement de la moelle lombaire, aspect gris vitreux des deux cordons postérieurs. Cette lésion s'accroît de haut en bas, et est à son maximum à la partie inférieure de la moelle lombaire.

Cerveau. — Sérosité assez abondante dans le troisième ventricucule; granulations abondantes sur toute la base des ventricules latéraux, sur le troisième ventricule et sur le plancher du quatrième; l'épendyme de celui-ci est sclérosé, et c'est à peine si on peut apercevoir encore les stries acoustiques par transparence.

La configuration du calamus scriptorius est modifiée, ses limites sont moins saillantes; le noyau du glosso-pharyngien gauche est plus petit que le droit, il n'y a plus que l'apparence d'un simple trait, sa coloration est plus claire qu'à l'état normal. Le tissu cicatriciel, qui semble avoir envahi toutes ces parties, ne laisse plus voir qu'imparfaitement les eminentiæ terres.

La situation des noyaux du pneumogastrique l'un par rapport à l'autre est modifiée, ils forment entre eux plus qu'un angle droit; au bord interne de ces noyaux, l'épendyme est fortement épaissi. L'entrée du canal central est complètement obturée par une plaque blanche de tissu cicatriciel; le fond du troisième ventricule est très résistant et plissé. Les circonvolutions sont minces, leur surface inégale et comme crénelée.

Au microscope, petit foyer de sclérose dans la région des tubercules quadrijumeaux; au bulbe, dans le tiers inférieur de l'olive, autre foyer de sclérose occupant la partie centrale de celle-ci.

Étude de la plaque qui se trouve au niveau du quatrième ventricule : épaississement du tissu conjonctif de toutes ces régions.

Dans la moelle cervicale, cellules granuleuses et corps amylacés dans les cordons de Goll et les zones radiculaires postérieures, surtout dans la moelle postérieure.

Dans la moelle dorsale, envahissement par le tissu conjonctif, rétraction cicatricielle de toute la substance grise ; cellules ganglionnaires atrophiées, dégénérées pour la plupart, ayant perdu leurs prolongements.

Moelle lombaire : Toute la surface de section est dégénérée, les cellules des cornes antérieures sont comprimées et anéanties par le tissu cicatriciel.

Sur toutes les coupes, la pie-mère rachidienne est épaissie.

En définitive, l'histoire de cette malade se résume de la manière suivante : une chute sur la tête dans ses antécédents. Comme état actuel (1877), une *faiblesse de l'état mental* et une *hémiplégie gauche*. Celle-ci est à la fois motrice, sensitive et sensorielle.

La paralysie motrice, sans être excessive, est assez prononcée; la malade peut encore marcher, mais elle traîne sa jambe; le bras est faible; la face est légèrement atteinte aussi. De plus, strabisme interne de l'œil gauche et hémi-parésie gauche de la langue.

L'hémi-anesthésie est, par contre, complète et absolue.

Comme trouble sensoriel, on ne signale que la perte totale de la vue de l'œil gauche.

Enfin, avec l'hémiplégie existaient des vertiges et un trouble marqué de la parole, consistant en une transposition des syllabes dans les mots et l'intercalation de la particule « ver » entre les syllabes des attributs et de substantifs.

C'est en cet état que la malade fut présentée en 1877, à la Société médico-psychologique de Berlin, par le Dr Curschmann.

Remak et Westphall, qui avaient connu la malade deux ans auparavant, penchaient pour l'hystérie ; Wernicke s'appuyant sur la faiblesse intellectuelle et le caractère aphasique des troubles de la parole, en fit une sclérose en plaques, hypothèse soutenue aussi, comme possible, par Curschmann.

L'autopsie de la malade, pratiquée un an plus tard, par Guttmann et Wernicke, semble donner gain de cause à ce dernier auteur. Néanmoins, nous l'avouons, les détails n'en sont pas assez précis pour considérer les choses sans conteste.

Après avoir analysé ces deux observations et nous appuyant surtout sur la malade de M. Charcot, nous croyons, bien que sous toute réserve encore, pouvoir attirer l'attention des médecins sur *la possibilité de voir la sclérose en plaques revêtir le facies clinique de l'hémiplégie de cause cérébrale.*

DIAGNOSTIC.

La succincte description que nous avons faite, de l'immixtion des phénomènes insolites d'une part, des formes frustes anomales d'autre part, montre déjà par elle-même les causes d'erreur, ou tout au moins met l'attention en éveil sur les difficultés diagnostiques possibles. Aussi, les remarques à faire à ce propos se réduisent-elles à quelques indications générales.

Pour ce qui a trait à la première partie de la question, nous nous bornerons à faire remarquer, que l'éclosion des phénomènes insolites ayant lieu après l'accentuation bien caractéristique des symptômes originaux de la sclérose en plaques, l'erreur sera facilement évitée, soit par l'analyse minutieuse de l'état actuel, soit par l'anamnèse et l'évolution antérieure de la maladie, dans le cas où les troubles surajoutés prendraient un développement par trop considérable, de manière à mettre dans l'ombre les signes classiques.

Quant il s'agit au contraire de reconnaître la sclérose en plaques fruste, la solution à trouver est autrement plus malaisée.

Et tout d'abord, en ce qui concerne la forme fruste simulant l'hémiplégie d'origine cérébrale, que nous avons admise d'ailleurs sous toute réserve, nous ne voyons pas trop comment on pourrait sortir d'embarras. Dans les deux seuls faits que nous connaissions, il n'y avait rien qui rappelât la sclérose en plaques, et à moins de la constatation bien évidente d'un des signes pathognomoniques de celle-ci, le problème nous paraît, actuellement du moins, impossible à résoudre.

Nous en dirons autant de la forme qui se rapproche de la sclérose latérale amyotrophique ; l'unique fait observé jusqu'à présent ne permet pas encore de trancher la question.

Nous arrivons maintenant à la troisième forme, celle qui est la plus fréquente. Nous avons vu combien les ressemblances sont grandes quelquefois entre la sclérose en plaques et le tabes dorsal spasmodique. A ce propos il est intéressant de rapporter ici les lignes suivantes empruntées aux leçons cliniques de M. Charcot ; elles donneront à la fois et la solution du problème et le résumé de l'histoire des formes frustes de la sclérose en plaques. En parlant du diagnostic du tabes spasmodique et de la sclérose en plaques, ce maître s'exprime ainsi : « C'est là, ainsi que je vous l'ai fait pressentir, qu'il faut s'attendre à rencontrer plus d'une fois la pierre d'achoppement au diagnostic. Lorsque la sclérose multiloculaire se présente avec tout l'appareil si original des symptômes spinaux, bulbaires et cérébraux, qui la caractérisent dans son type de complet développement, il n'est certes pas difficile, en général, d'établir son identité ; mais quand il s'agit des formes imparfaites, frustes, comme on les appelle encore, c'est autre chose. Il n'est pas, en effet, si je puis en parler, une seule des pièces de l'appareil symptomatique ainsi en question, qui ne puisse parfois faire défaut. Ainsi, pour ne citer qu'un exemple, le tableau clinique de la sclérose en plaques se trouve, dans certains cas, réduit, à peu de choses près, à la seule contracture des membres inférieurs, avec ou sans rigidité concomitante des membres supérieurs. Même en pareil cas, la coexistence actuelle ou passée de quelqu'un des symptômes dits encéphaliques, tels que nystagmus, diplopie, embarras particulier de la parole, vertiges, attaques apoplectiques, troubles spéciaux de l'intelligence, cette coexistence, dis-je, fournirait un document d'une portée en quelque sorte décisive. Mais, en dehors de cette combinaison, je ne vois plus sur quelles bases solides le diagnostic pourrait être établi » (1).

Nous devons à M. le Dr Parinaud, la note suivante,

(1) Loco citato. 3e édit., t. II, p. 293.

qui peut aider la question de diagnostic, dans les cas obscurs et mal caractérisés.

« M. Parinaud, qui étudie en ce moment dans le service de M. le professeur Charcot, les lésions oculaires de la sclérose en plaques, trouve qu'elles sont peut-être plus fréquentes que dans aucune autre affection cérébro-spinale. Elles intéressent les muscles, les pupilles, le nerf optique.

Muscles. — On observe spécialement des paralysies des mouvements associés, presque toujours incomplètes, s'accusant par une réduction de l'amplitude des mouvements des deux yeux dans certaines directions et quelquefois dans toutes. La diplopie existe habituellement au début, mais elle finit par disparaître, malgré la persistance des troubles oculaires.

Le nystagmus, qui a été signalé depuis longtemps dans la sclérose en plaques, est le *tremblement* de ces paralysies associées. Il peut faire défaut, soit lorsque la paralysie est peu prononcée, soit au contraire lorsqu'elle est très caractérisée.

Pupilles. — Les lésions de l'iris sont moins fréquentes que celles des muscles. Ce qu'il offre de plus caractéristique, c'est un myosis spasmodique avec conservation des réflexes, contrairement au myosis du tabes où le réflexe pour la lumière et quelquefois celui de l'accommodation sont abolis.

Ce myosis pourrait même être en rapport avec l'exagération des réflexes pupillaires.

Nerf optique. — Atrophie papillaire le plus souvent double, très incomplète et stationnaire. L'amblyopie s'accompagne de dyschromatopsie, mais comme elle est peu prononcée ainsi que les autres symptômes, elle n'est pas toujours reconnaissable à l'aide des papiers ou des laines colorées.

Plus rarement la lésion est limitée à un seul œil et relève sans doute, dans ce cas, d'une altération du nerf optique lui-même.

Un des caractères les plus remarquables de l'amblyopie signalée par M. Charcot, c'est qu'elle est susceptible d'une amélioration très prononcée et qu'elle ne semble presque jamais aboutir à la cécité complète. »

PIÈCES JUSTIFICATIVES

OBSERVATION IV (résumée).

(Obs. de Friedreich, traduite par Teinturier in Bourneville et Guérard.) Symptômes et lésions de l'ataxie locomotrice et de la sclérose en plaques existant simultanément.

J. Süs, de Spoch, près Bruchsal, célibataire, née le 17 juin 1828.

Malade bien portante jusqu'à 16 ans, peu à peu faiblesse dans les membres inférieurs (début par la jambe droite avec *douleurs déchirantes*, erratiques).

A 20 ans, faiblesse du bras droit, puis du gauche ; accentuation de la paralysie des extrémités inférieures. Dans les dernières années (1857-58), la malade ressent souvent dans le bout des doigts des douleurs déchirantes plus vives à droite qu'à gauche. En 1858 quelques convulsions dans les jambes.

A 51 ans : bégaiement ; parole difficilement intelligible. Jamais de céphalalgie ; mais, dès les premiers temps, la malade éprouve de fréquents *vertiges*, surtout quand elle se tenait debout ou sur son séant.

La malade entra le 26 juin 1859 à l'hôpital Académique, présentant l'état suivant :

Embonpoint ; voies digestives en bon état. *Douleurs déchirantes* dans l'extrémité inférieure gauche. *Nystagmus* bilatéral. Oscillations de la tête et du cou dans la station assise. La colonne vertébrale présente à la région dorsale une forte cyphose et une scoliose à droite. La *Parole* est très embarrassée. Pendant la marche, mouvements brusques de projection des jambes en avant.

Les mains peuvent encore exercer une pression assez forte ; mais peu durable ; les mouvements des bras, par exemple, pour prendre un objet éloigné, paraissent incertains, irréguliers, sans direction précise, *et il est évident que la faculté d'exécuter avec précision des mouvements combinés a disparu.*

La sensibilité est intacte, sauf peut-être au dos, à l'abdomen et aux extrémités inférieures.

Le 25 septembre 1859, survient un mouvement fébrile. La malade succombe le 30 octobre, dans le collapsus, au neuvième jour de la fièvre typhoïde.

Autopsie. — La substance du cerveau, gorgée de sang, le cervelet, le pont, les pédoncules, la moelle allongée ne présentent aucune anomalie visible à l'œil nu.

A la partie supérieure de la moelle, à l'œil nu : une étroite zone d'aspect légèrement grisâtre au niveau des cordons postérieurs. La même lésion s'étend, plus bas et irrégulièrement, aux autres régions de la moelle. Plaques irrégulières aussi sur les cordons latéraux.

Observation V (résumée).

Faiblesse et douleurs lancinantes dans les membres inférieurs (17 ans). Faiblesse et lourdeur dans les membres supérieurs (26 ans). — Embarras de la parole. Douleurs frontales. — Inflexion du rachis. — Troubles des mouvements (obs. de Friedreick, trad. par Teinturier in Bourn. et Guer. Loco citato, p. 224.)

Salomé Süss, de Spock, célibataire, née le 22 juin 1831, entre le 6 juin 1859 à l'hôpital Académique.

A 16 ou 17 ans, faiblesse progressivement croissante dans les deux extrémités inférieures. en même temps que des douleurs déchirantes, erratiques dans ces membres.

Vers 20 ans, accentuation de la faiblesse paralytique des jambes ; faiblesse et lourdeur dans les extrémités supérieures.

A 26 ans, parole embarrassée et bégayante.

Les douleurs déchirantes, déjà notées ; de plus, des contractions convulsives dans les péroniers se manifestent, de temps à autre, dans les deux années qui précèdent son entrée.

Etat actuel, le 8 juillet 1859. Parole bégayante et embarrassée, cependant facile à comprendre ; les bras peuvent encore se mouvoir volontairement, les mouvements en sont mal assurés et lourds. Si on présente un objet à la malade, pour qu'elle le saisisse, la main ne s'en empare qu'avec des mouvements incertains dans diverses directions et après maints insuccès. Le mouvement des jambes est possible, bien que difficile, quand la malade est couchée; mais il lui est impossible de marcher et de se tenir debout sans secours et sans appui. La sensibilité cutanée ne paraît nulle part amoindrie. *Nystagmus* léger.

Cyphose et *scoliosé* droites prononcées, toutes deux à un haut degré dans la région dorsale de la colonne vertébrale.

Le 22 juillet, la malade est prise de fièvre ; elle succombe le 6 août, dans le collapsus, à la fièvre typhoïde.

Autopsie. — Le 7 août. A l'ouverture du quatrième ventricule, l'épendyme de la moitié inférieure de la fosse rhomboïde voisine de la moelle apparaît assez fortement épaissi, dur et calleux, tandis qu'il est normal à la moitié supérieure.

La pie-mère spinale, spécialement au voisinage des cordons postérieurs, est trouble, épaissie, plus dure et si adhérente aux cordons postérieurs, qu'elle s'en détache très difficilement.

La partie de la pie-mère qui recouvre la région cervicale et la partie inférieure de la moelle allongée, présente une pigmentation jaune brun, intense.

A la coupe, les cordons latéraux et antérieurs sont intacts ; au contraire, les cordons postérieurs se distinguent nettement par leur aspect grisâtre et leur dureté frappante.

Mais le microscope montre que, dans la partie adjacente au renflement lombaire, une lésion analogue, mais invisible à l'œil nu, occupe la partie du cordon latéral gauche.

Observation VI (résumée) (1).

Faiblesse des membres inférieurs. — Douleurs fulgurantes. — Rigidité des membres. — Affaiblissement de la sensibilité. — Attaque apoplectique. — Eschare. — Mort. — Plaques de sclérose dans le cerveau la protubérance et la moelle.

M. J. Brois... 48 ans, entrée le 24 février 1867, nº 21, salle Saint-Jacques, service de M. Charcot, morte le 7 mai.

A 36 ans, les membres inférieurs étaient sans forces ; fatigué le soir. A cette époque douleurs fulgurantes dans les membres

(1) Recueillie par M. Lépine pendant l'année 1867, dans le service de M. Charcot, Bourneville et Guérard. *Loco citato.*

inférieurs, surtout le soir et dans la nuit, si elle avait beaucoup marché. Ces douleurs, durant quelquefois un quart d'heure, revenaient une à deux fois par mois. Depuis l'âge de 44 ans elle ne peut plus marcher sans appui ; de plus elle souffre au niveau de la moitié inférieure des lombes et de la région sacrée.

Il y a deux mois environ (décembre 66) sont survenues des douleurs en ceinture et de la rigidité des membres inférieurs, qui actuellement sont dans l'extension et ne peuvent être fléchis qu'incomplètement.

Dans la progression elle ne projette pas les jambes : les yeux fermés, il lui est impossible de marcher ; elle se soutenait sur les jambes, en s'aidant des barres de son lit.

Parfois tremblements et mouvements convulsifs des membres inférieurs.

Les différentes espèces de sensibilité paraissent affaiblies ; la notion de position est en partie conservée. La vue est un peu moins bonne depuis un an ou deux ; la lecture la fatigue plus vite qu'autrefois.

Le 19 avril. Il y a a environ huit jours, B... a eu pendant deux ou trois jours des frissons. A la même époque, ses jambes se sont comme ployées et croisées. En voulant descendre de son lit elle est tombée, et depuis lors, il lui est impossible de marcher. Les jambes sont devenues à peu près flasques et elle éprouve la plus grande difficulté à les soulever, principalement la droite. Exacerbation des douleurs en ceinture.

Le 23. La malade est prise de paralysie de la face du côté gauche et du bras correspondant et succombait le 8 mai.

Autopsie. — On observe une masse jaune du volume d'une noix, sans ramollissement du tissu, au niveau des circonvolutions du lobe pariétal droit ; des plaques de sclérose disséminées dans les ventricules latéraux, sur les corps striés ; à la surface de la protubérance.

Différentes coupes pratiquées sur la moelle ont fait découvrir, surtout à la région cervicale, des plaques de sclérose. Ces plaques occupent inégalement les cordons : existent sur tous, mais les cordons postérieurs sont pris dans une étendue beaucoup plus considérable.

Observation VII (résumée. — Th. de Timal).

Sclérose en plaques. — Symptômes d'ataxie.

La nommée V..., 32 ans, entrée le 21 mars 1867 dans le service de M. Vulpian et morte le 7 février 1871 daus le service de M. Charcot.

On relève, à la date du 24 mars 1867, quelques symptômes insolites. Parésie et tremblement dans les membres inférieurs. De plus :

1° Pendant la marche, les pieds sont projetés comme chez les ataxiques.

2° Exagération de la titubation, perte de l'équilibre, lorsque les yeux sont clos.

3° Diminution de la sensibilité talicte, perte de la notion de position.

4° Crises de douleurs fulgurantes.

5° Douleurs en ceinture.

Autopsie. — Plaques de sclérose très étendues sur les cordons postérieurs avec lésions habituelles de la sclérose en plaques disséminées.

Observation VIII (résumée) (1).

(Recueillie par M. Bourneville.)

Sclérose en plaques cérébro-spinale.— Symptômes d'ataxie locomotrice. Rétention d'urine. Cystite; pyélite. — Eschare du sacrum.— Mort.— Sclérose en plaques.

Legrand (Joséphine), 46 ans, entrée à la Pitié, le 24 octobre 1870, service de M. Marotte, morte le 30 novembre 1870. Réglée à 13 ans, quatre enfants, une fausse couche ; pertes abondantes durant quatre mois, il y a quatre ans. La maladie aurait débuté quelques mois après cette perte. Pas d'antécédents pathologiques.

A son entrée : pâle, maigre, affaiblie ; intelligence obtuse, parole lente et traînante ; la tête agitée d'oscillations rhythmiques.

(1) Empruntée à la thèse de Timal.

Affaiblissement des jambes, ayant commencé il y a un an (début à gauche).

Depuis quelques jours, œdème des pieds, bouffissure de la face; pas d'albumine.

Du 21 octobre au 1er novembre. Rétention d'urine ; cathétérisme, grande difficulté à se tenir sur les jambes. Elle ne marche pas, mais notion exacte de la résistance du sol. Les yeux fermés, elle s'affaisse.

Le 29 novembre, un peu de pus dans les urines.

Du 1er novembre au 1er décembre. — Ataxie des membres supérieurs indubitable, tremblement manifeste. Pas de troubles de la vision. Notion de position des membres inférieurs en grande partie perdue. Douleurs fulgurantes fréquentes dans les genoux et les jambes. La malade dit avoir des douleurs en ceinture depuis deux ans. Le 11 novembre : frissons, selles diarrhéiques presque involontaires. Rétention d'urine ; cathétérisme. Douleurs lancinantes ; rien au cœur ni aux poumons. Le 24 novembre. Eschare au sacrum ; urines épaisses, fétides, purulentes. Strabisme convergent. Mort.

Autopsie. — Plaques scléreuses sur les nerfs optiques (surtout le droit) et sur le nerf moteur oculaire externe gauche. Ilots de sclérose sur la protubérance, le pédoncule cérébelleux supérieur droit. Plaques scléreuses sur les ventricules latéraux, dans le centre ovale, face antérieure du bulbe, quatrième ventricule.

Moelle. Longues plaques scléreuses occupant la portion cervicale du cordon postérieur gauche sur une hauteur de plus de 0m., 10. Lésions de sclérose en plaques au niveau des autres régions de la moelle.

OBSERVATION IX (résumée).

(Leyden. Maladies de la moelle épinière. Paris, 1879.)

Sclérose en plaques multiples avec ataxie.—Début progressif à la suite de refroidissements et d'efforts. — Amélioration.— Aggravation sous forme de poussées. — Douleurs médiocrement vives dans la tête, les bras et les jambes — Mouvements saccadés convulsifs, un peu désordonnés, surtout dans le bras gauche. Faiblesse des jambes qui à la fin rend la marche et la station impossibles; défaut d'équilibre. — Sensibilité intacte en apparence. — Excitabilité réflexe et musculaire vives.— Incontinence d'urine.— Amblyopie.— Nystagmus.— Parole intacte. — Marche progressive.

Marie L..., journalière, âgée de 25 ans, entrée à l'hôpital de Strasbourg, le 3 avril 1874.

Antécédents. — Rien du côté de son père et de sa mère, pas de maladies particulières dans son passé.

En mars 1872, la malade aurait pris froid; ce serait le début de son mal. Vers la fin de l'été, fatigue et raideur pendant la marche; tiraillements dans les reins.

Traitement par les courants induits; pendant l'année 1873 elle peut encore vaquer à ses affaires et se livrer à des opérations manuelles délicates.

Aggravation à la fin de 1873 : marche impossible sans soutien; points douloureux dans les reins; sensation de ligature autour des flancs; douleurs dans les genoux. Convulsions dans les jambes. Pertes des urines.

Environ à la même époque, se montra une certaine faiblesse dans le bras gauche, qui lui rendit presque tout travail impossible et s'accompagna bientôt de spasmes violents. Le bras droit restait au contraire libre.

Etat actuel. 3 avril 1874.

Regard et intelligence nets; humeur gaie, mais facilement irritable.

Faiblesse dans les jambes qui rend la marche et la station impossibles; faiblesse et spasmes dans le bras gauche; douleurs passagères dans le dos. L'urine coule goutte à goutte et la malade retient mal ses selles.

Quand la malade est couchée, il n'y a ni tremblement ni spasmes. Dans cette position elle soulève ses jambes et les porte librement dans toutes les directions. Seulement, elles sont agitées de secousses convulsives et la malade accuse rapidement une grande fatigue. Quand elle a les yeux fermés, les mouvements sont visiblement incertains. La force des mouvements est peu considérable et on les arrête par une résistance modérée. La malade ne peut se tenir seule debout ; quand elle essaye de le faire, ses jambes tremblent immédiatement, son corps vacille sans cesse et elle est évidemment incapable de conserver l'équilibre. Soutenue par des personnes ou par un objet quelconque, elle se maintient debout et même fait quelques pas ; alors les jambes sont animées de mouvements désordonnés et les pieds s'embarrassent ; d'ailleurs tous ces essais pour marcher sont très pénibles et fatigants pour la malade.

Le bras gauche animé de tremblements, quand la malade exécute un mouvement ; un peu de tremblement aussi dans le droit.

Pas de troubles de sensibilité dans les bras et les jambes. Excitabilité électrique normale.

Nystagmus.

Dans la suite, il y a simple persistance de tous les troubles décrits ; il n'y a que la faiblesse et le désordre du mouvement dans les jambes, qui ont été en augmentant.

Observation X (résumée).

Sclérose en plaques. — Symptômes anomaux. — Troubles de la déglutition et de la respiration (obs. de Schüle).

F..., agent forestier, 23 ans, atteint au mois de mars 1866, d'une paralysie rhumatismale (?), puis malaise, vertiges survenant peu à peu. Faiblesse et tremblement dans les jambes ; troubles de la parole ; tremblement de la tête, à peine accusé pendant le repos, augmentant d'étendue et d'intensité pendant les efforts physiques. Nystagmus, contractures, en un mot l'ensemble symptomatique de la sclérose en plaques disséminée classique.

Outre les quelques phénomènes ataxiques que le malade présente, ce qui semble surtout dominer la scène, à la fin de la vie, ce sont des troubles de la déglutition et la gêne de la mastication. Le malade avale de travers, la langue ne peut atteindre l'arcade dentaire supérieure; il existe de la parésie faciale des deux côtés, du ptosis à droite, de l'écoulement de la salive; les aliments en passant dans le larynx provoquent des quintes de toux. Les mouvements de la langue deviennent très difficiles ; la dyspnée s'accroît ; la déglutition devient impossible; le patient meurt asphyxié, en septembre 1869.

A l'autopsie. — Couches optiques envahies par la dégénération scléreuse; les deux tubercules quadrijumeaux gauches sont atrophiés. Surface du quatrième ventricule bosselée, inégale. Une raie jaunâtre, composée d'un tissu dur, s'étend jusqu'aux noyaux du glosso-pharyngien et de l'hypoglosse. La moelle allongée, surtout au niveau des pyramides, est atrophiée. A droite, le faisceau de l'hypoglosse a disparu dans le tissu dégénéré.

Observation XI (résumée).

Sclérose en plaques.— Symptômes de paralysie bulbaire.—Troubles de (la déglutition et de la respiration (Bourneville).

Dr... (Hortense), 28 ans, célibataire, sans profession, entre à la Salpêtrière, le 6 décembre 1872, dans le service de M. Charcot. Chez cette malade, la sclérose en plaques évolue à la suite d'une variole confluente.

Il y a quelques mois, elle éprouve d'abord dans le fond de la gorge des élancements, augmentant surtout pendant les mouvements de déglutition. En même temps, celle-ci est gênée : les liquides passent moins facilement que les aliments solides. La malade éprouve une sensation d'étranglement, tant que les aliments ne sont pas descendus dans le pharynx. Ils remontent quelquefois dans les fosses nasales. La langue est tremblante. Les lèvres n'obéissent pas toujours à la volonté. La salivation a augmenté.

L'essoufflement survient dans les derniers temps avec des accès de tremblements dans la mâchoire inférieure. A ce tableau se joint l'ensemble clinique habituel de la sclérose en plaques.

Tout ce qu'on vient de lire indique suffisamment que la sclérose a envahi le bulbe et que, sous l'influence du travail néoplasique, les noyaux d'origine des nerfs glosso-pharyngiens, pneumogastriques, grands hypoglosses sont certainement altérés. (Pas d'autopsie.)

Observation XII (résumée).

Sclérose en plaques. — Symptômes anomaux. — Troubles de la déglutition. — Gêne de la mastication. — Accès d'étouffements. (Timal.)

Mass... (Eugénie), 42 ans, couturière, entrée le 25 février 1871 à la Salpêtrière (service de M. Charcot).

La vie de la malade semble n'avoir été qu'une longue suite de souffrances. Il y a onze ans, début de la sclérose en plaques, dont l'évolution se fait progressivement.

Actuellement. — Dans la gorge: des sensations de picotements, de la douleur; de la difficulté dans la mastication ; de la gêne dans la déglutition : le passage des aliments solides et surtout des liquides provoque des quintes de toux et des accès d'étranglement. La salivation a augmenté. Tous les trois ou quatre jours la malade est prise d'accès de dyspnée intense.

La malade succombe dans la cachexie, avec du muguet dans la bouche et le pharynx le 28 juillet 1873.

Autopsie. — Plaques de sclérose sur les nerfs optiques, corps calleux, ventricules latéraux, corps striés, couches optiques, protubérance, pyramides antérieures, les deux olives, la face interne du quatrième ventricule.

Sur des coupes pratiquées sur la moelle on trouve envahis : les cordons autéro-latéraux et çà et là les cordons postérieurs.

Observation XIII (résumée).

(Charcot. Maladies du syst. nerv., t. I, 4e édit., p. 265.)

Sclérose en plaques. — Gêne de la déglutition. — Asphyxie.

Bez... (Pauline), 35 ans, célibataire, bonne d'enfants, est entrée le 17 février 1871, dans le service de M. Charcot. Aux symptômes ordinaires de la sclérose en plaques sont venues s'ajouter, vers le mois de mars, de la dyspnée et de la dysphagie. La gêne de la déglutition obligeait la malade à manger avec une grande lenteur. — Le retour des aliments par les fosses nasales ne fut observé qu'à la fin de la vie. — La malade est morte d'asphyxie le 12 juin sans qu'on eût noté des râles dans la poitrine.

Autopsie. — Plaque de sclérose sur le chiasma des nerfs optiques se prolongeant sur les bandelettes ; plaques de sclérose dans les ventricules et dans le centre ovale. Sur une coupe faite à un centimètre au-dessus du bord inférieur de la protubérance, au niveau de l'origine apparente du nerf trijumeau, on découvre une plaque de sclérose large et irrégulière.

Une autre coupe transversale, répondant à la partie moyenne des olives, fait voir une autre plaque de sclérose paraissant intéresser le pneumogastrique. L'examen microscopique des nerfs a montré de nombreux tubes granulo-graisseux dans l'hypoglosse, des traces d'irritation de la gaine de Schwann dans le nerf pneumogastrique.

Quant aux autres organes, et en particulier le pharynx, le larynx, et les poumons, ils étaient sains.

Observation XIV.

(Vulpian. Union médicale, 1866, p. 462.)

Affaiblissement successif et progressif des quatre membres, qui sont pris plus tard et successivement aussi, de raideur.— Contracture avec extension des quatre membres, sauf les doigts qui sont fléchis. — Accès de raideur spasmodique, non douloureuse, dans les membres contracturés. — Sclérose en plaques disséminées sur divers points de la longueur de la moelle épinière.

La nommée B... (Marie), née à Paris, maraîchère, entrée, à la Salpêtrière le 20 novembre 1861, morte à l'âge de 51 ans, le 2 décembre 1865, dans mon service, salle Saint-Vincent, 8.

En 1862, nous avons recueilli, M. Charcot et moi, des notes détaillées sur les infirmes réunies dans le bâtiment Saint-Charles : c'est là que se trouvait alors cette femme, et voici l'observation qui fut prise à cette époque :

Cette femme était, dit-elle, assez nerveuse; elle n'aurait jamais eu cependant d'attaques nerveuses. Elle était souvent affectée de migraine. Réglée à 13 ans, ménopause à 45 ans; trois enfants.

Son père aurait eu plusieurs coups de sang et serait mort de maladie du cœur. Sa mère n'a jamais eu d'affection nerveuse et est morte de rhumatisme. Elle a un frère et une sœur qui vivent encore et qui jouissent d'une bonne santé.

La maladie actuelle a débuté il y a dix-sept ans. Voici comment auraient eu lieu les premières atteintes, au dire de cette femme :

la terre étant couverte de neige, le pied gauche de la malade se serait brusquement renversé; aussitôt douleur vive dans la hanche gauche. La marche est impossible pendant quinze jours, puis elle redevient possible; mais le pied gauche traîne à terre. On pratique des frictions avec diverses substances; la malade prend des bains de sortes différentes; elle est soumise à des médications internes dont il est impossible de déterminer la nature; il n'y a aucune amélioration.

Trois ans après ce premier accident, le membre inférieur gauche était toujours dans le même état. La malade éprouve une peur vive; elle cherche à courir, elle tombe en avant et est frappée de syncope. Elle reste couchée pendant plusieurs jours, puis elle recommence à marcher, mais bien plus difficilement qu'auparavant. A ce moment, le membre inférieur droit est pris de faiblesse à son tour, mais sans douleur concomitante. C'est de l'affaiblissement simple avec engourdissement. En même temps encore le membre supérieur du côté droit commence à s'affaiblir et à devenir le siège d'un engourdissement manifeste. La malade ne peut s'en servir que difficilement et elle est obligée de travailler uniquement avec le bras gauche.

Il y a une dizaine d'années, la malade marchait encore avec une canne. A cette époque, le membre inférieur gauche était déjà assez raide; quant au membre inférieur droit, il n'était que faible, mais ne présentait pas de raideur. Il y a six ans, elle ne pouvait plus marcher qu'en se traînant à l'aide d'une chaise qu'elle poussait devant elle : depuis quatre ans, la marche est tout à fait impossible. A cette époque, le membre supérieur droit était très faible et un peu raide; quelques mois après, la malade ne pouvait plus s'en servir et, il était dans l'état actuel. Quant au bras gauche, resté à peu près indemne jusque-là, il n'a commencé à s'affaiblir que depuis trois ans, et six mois après, la malade ne pouvait plus s'en servir; mais il n'avait pas présenté de raideur jusque dans ces derniers temps : la raideur commence maintenant à se manifester.

Pendant tout le développement de sa maladie, B... n'a jamais éprouvé de douleurs considérables dans ses membres, si l'on excepte la douleur vive qui s'est produite au début dans la hanche gauche. L'affaiblissement et la raideur des membres ont marché progressivement, sans périodes d'arrêt appréciables. Il n'y a que deux ans que la malade a cessé toute médication.

Jusque-là, on avait employé les moyens les plus variés : frictions, bains de vapeur, bains sulfureux, médications internes, électrisation pendant cinq ou six semaines, application de six cautères à la région dorso-lombaire (il y a sept ans). Tous ces moyens non seulement n'ont pas produit d'amélioration, mais auraient déterminé, presque tous, au dire de la malade, une aggravation assez marquée de son état.

Très souvent, pendant le développement de la maladie, il y a eu des syncopes séparées quelquefois par des intervalles de trois jours; de plus, surtout depuis plusieurs années, il y avait des accès de raideur spasmodique dans les membres, accès qui se produisent encore maintenant.

Etat actuel (septembre 1862). — Apparence d'une santé assez bonne. Fonctions digestives, circulation, respiration normales. Pas d'amaigrissement notable. Décubitus dorsal constant.

1° *Membres supérieurs.— Membre supérieur droit.—* L'avant-bras est étendu sur le bras et est en pronation; le membre lui-même est appliqué sur la partie latérale du tronc. Les doigts sont fléchis dans la paume de la main; le pouce est fléchi dans l'intérieur de la main fermée. Le seul mouvement spontané que puisse faire la malade consiste dans une légère abduction du membre; mais elle ne peut faire le moindre mouvement de flexion de l'avant-bras sur le bras, ni de supination; il lui est également impossible d'étendre les doigts ou d'exagérer leur flexion. Si l'on cherche à faire exécuter des mouvements passifs, on rencontre une résistance considérable. On ne peut qu'avec peine faire fléchir quelque peu l'avant-bras sur le bras ou déterminer un mouvement borné de supination, et les mouvements passifs provoquent de très vives douleurs. Quant aux mouvements communiqués aux doigts, ils sont très difficiles à effectuer, mais ils ne sont pas douloureux. Il y a de légers craquements dans le poignet lorsqu'on meut la main sur l'avant-bras; il n'y en a pas dans le coude. L'avant-bras paraît un peu atrophié lorsqu'on le compare à l'avant-bras du côté opposé. Il y a de plus une teinte violacée des téguments de l'avant-bras et surtout de la main qui semble un peu œdématiée. Les sensibilités au contact et à la douleur paraissent intactes.

Membre supérieur gauche.— Avant-bras un peu fléchi sur le bras. La malade ne peut l'étendre complètement, mais peut le fléchir davantage, elle peut ainsi le mettre sur son ventre. Les doigts sont incomplètement fléchis; le pouce est en adduction et en demi-flexion dans l'intérieur de la main. Aucun mouvement spontané ni des doigts, ni du pouce. On sent un peu de frottement dans le poignet lorsqu'on remue la main sur l'avant-bras. On parvient à étendre l'avant-bras, à lui faire exécuter des mouvements de pronation et de supination sans rencontrer une grande résistance et sans provoquer de douleur. Il en est de même pour les mouvements passifs de la main, du pouce et des doigts. Sensibilité intacte. Coloration semblable à celle de l'autre membre. La main paraît également œdématiée. Rien à noter, au moment de l'examen, sur la température des deux membres. Il paraît que, de temps en temps, la peau de ces membres serait le siège d'une chaleur brûlante.

2° *Membres inférieurs.* — Ces membres sont étendus; les pieds sont fléchis à angle obtus sur les jambes. La malade ne peut exécuter que de légers mouvements de flexion des jambes sur les cuisses et des pieds sur les jambes : encore ces mouvements ne sont-ils possibles que dans certains moments; souvent ils sont tout à fait impossibles.

Ordinairement, lorsqu'on cherche à fléchir une des jambes sur la cuisse, il se manifeste une résistance réflexe, à peu près impossible à vaincre. On peut, au contraire, fléchir assez facilement les cuisses sur le bassin et les pieds sur les jambes. Lorsqu'un des pieds est fléchi et tenu dans la flexion par une main étrangère, il s'y produit aussitôt un tremblement extrêmement difficile à réprimer, impossible même à arrêter par moments lorsque cette épreuve est faite sur le pied droit. Les deux membres tendent continuellement à se rapprocher l'un de l'autre et l'on est obligé de placer des linges entre les malléoles, pour empêcher, autant que possible, la douleur produite par leur pression réciproque. On ne sent aucun frottement dans aucune des jointures dans lesquelles on détermine des mouvements passifs. La sensibilité est à peu prés intacte; celle de contact cependant paraît peut-être un peu diminuée. Rien à noter relativement à la coloration des téguments et à leur température.

De temps en temps, chaque jour et chaque nuit, la malade est prise d'accès de raideur spasmodique, non douloureuse, dans les membres et même dans les muscles du thorax.

La face se congestionne; la main droite se ferme davantage; les doigts de la main gauche et l'avant-bras du côté gauche s'étendent au contraire. D'ordinaire, pendant ces accès, on n'observe rien dans les membres inférieurs, si ce n'est cependant lorsque les jambes, au lieu d'être étendues, se sont peu à peu fléchies automatiquement avant l'accès, ce qui arrive de temps à autre : dans ces cas, quand l'accès se déclare, les jambes s'étendent brusquement. Lorsqu'on asseoit la malade sur un fauteuil, les membres inférieurs, d'abord étendus, se fléchissent peu à peu et prennent l'attitude ordinaire chez les personnes assises.

Pas de céphalalgie habituelle; pas de rachialgie. Intelligence et mémoire très nettes. Sens intacts.

Cette femme n'est point venue à l'infirmerie depuis l'année 1862 jusqu'à l'époque actuelle. Elle entre dans mon service le 25 novembre 1865, pour se faire soigner d'une bronchite très intense qui a débuté il y a deux ou trois semaines et qui s'est aggravée beaucoup ces derniers jours. Il y a une oppression considérable. Expectoration abondante et puriforme.

On ne peut pratiquer l'auscultation et la percussion qu'à la partie antérieure du thorax, la raideur des membres inférieurs empêchant de faire asseoir la malade.

On a noté que la respiration costale était faible, mais qu'elle avait lieu cependant et qu'elle se faisait à peu près de la même façon des deux côtés.

En comparant l'état actuel à ce qu'il était en 1862, on constate qu'il y a un amaigrissement assez considérable des membres et du tronc. Il y a, de plus, une aggravation non douteuse des troubles de la motilité.

Décubitus dorsal comme autrefois. Contracture des quatre membres, mais surtout des membres supérieurs. Les avant-bras sont en supination, étendus sur les bras, et les membres supérieurs sont placés le long du corps, sur les draps qui les recouvrent. Les deux mains sont fermes; et, pour empêcher les douleurs produites de temps en temps par la pression des extrémités des doigts, lorsque la flexion s'exagère sous l'influence des accès de contractions spasmodiques, on place dans chaque main une bande de linge roulée. Le pouce de la main droite est fléchi dans l'intérieur de la main, et dès qu'on cherche à l'étendre, il y a une vive douleur. Le pouce gauche est hors de la main, mais il est également contracturé. Il y a un peu d'œdème des mains qui offrent en même temps une teinte rougeâtre. On ne peut pas fléchir les articulations huméro-cubitales; on parvient, au contraire, à fléchir assez facilement les jambes sur les cuisses; il n'y a pas de contracture permanente des jambes. La malade ne peut d'ailleurs exécuter aucun mouvement spontané. Par le pincement de la peau des jambes, par le chatouillement de la plante des pieds, on provoque des mouvements réflexes assez étendus des membres inférieurs; il est impossible d'en susciter dans les membres supérieurs. Il y a chaque jour et souvent plusieurs fois par jour des spasmes dans les membres; la contracture s'exagère alors dans les membres supérieurs et devient très manifeste dans les membres inférieurs, qui sont parfois, dans ces moments, le siège de mouvements involontaires.

La sensibilité est bien conservée, il paraît même y avoir un peu d'hyperesthésie.

Aucun bruit anormal du cœur.

La dyspnée déterminée par la bronchite fait des progrès chaque jour; l'application d'un large vésicatoire sur la région sternale, l'emploi des narcotiques n'amènent aucune amélioration, et la malade meurt le 2 décembre 1865.

Nécropsie faite le 3 décembre. — Par suite de circonstances particulières, l'autopsie n'a pas pu être faite complètement et l'on n'a pu examiner que l'encéphale et la moelle épinière. Aucune lésion, soit du crâne, soit de la dure-mère. Les parties superficielles et profondes de l'encéphale, examinées avec le plus grand soin, sont dans un état tout à fait normal, à l'exception du bulbe rachidien.

La moelle épinière offre, sur différents points de sa surface, une coloration grisâtre, analogue à celle que prennent les cordons postérieurs dans les cas où ils sont frappés de sclérose. Cette coloration grisâtre se montre sous forme de taches plus ou moins grandes, discontinues, siégeant à un certain niveau, sur la partie latérale du côté droit, ailleurs sur la partie latérale du côté gauche; dans certains points sur la partie antérieure; dans d'autres, sur la partie postérieure. Cette coloration se voit encore sur le bulbe rachidien, où elle s'étend sur les parties latérales et sur la partie postérieure, et remonte jusque sur le plancher du quatrième ventricule. Une des olives, celle du côté gauche, offre la même teinte dans sa moitié inférieure.

Le volume de la moelle est évidemment diminué et, dans les points où la teinte grise est le plus étendue, il y a en même temps un aplatissement antéro-postérieur assez marqué.

Les racines des nerfs ont conservé leur aspect normal; elles ne paraissent pas avoir subi la moindre atrophie.

Il n'y a pas d'épaississement des membranes de la moelle; ces membranes ne présentent pas non plus une vascularisation, ni une injection plus grande que dans l'état normal.

On fait des coupes de la moelle au niveau des points où existe la coloration grise, un peu ambrée, et l'on voit qu'il y a dans ces points une altération des faisceaux blancs de la moelle, dont les tubes nerveux ont disparu et sont remplacés par un tissu conjonctif d'une médiocre consistance. L'altération paraît bien, dans quelques points, avoir envahi toute l'épaisseur des faisceaux atteints. L'examen de ces faisceaux, à l'état frais, permet de reconnaître que le tissu conjonctif, qui a remplacé les éléments nouveaux, contient un grand nombre de noyaux et une assez grande quantité de corps amyloïdes. On a aussi constaté que plusieurs vaisseaux ont des granulations graisseuses dans leurs parois.

La moelle est partagée en un certain nombre de tronçons, qu'on laisse attachés à la dure-mère par les racines des nerfs, de façon à bien reconnaître la position des divers tronçons, et on la met, ainsi partagée, dans une solution aqueuse d'acide chromique.

Au bout de quelques jours, on voit très nettement que les parties sclérosées ont pris une teinte jaunâtre, bien différente de la teinte gris verdâtre, communiquée par l'acide chromique aux parties saines.

L'examen microscopique de la moelle n'est fait d'ailleurs qu'au bout d'un mois, et on le renouvelle à plusieurs reprises les mois suivants.

Je vais indiquer d'abord l'état de la moelle à diverses hauteurs, tel qu'on le voit à l'œil nu sur les coupes.

J'ai pu constater, ainsi que les parties qui offraient une teinte beaucoup plus pâle que le reste de la coupe, et qui y formaient une tache bien délimitée, étaient envahies complètement ou à peu près complètement par la sclérose. De plus, j'employais, pour mettre encore plus en saillie ces parties sclérosées, le procédé indiqué par M. Bouchard, et qui consiste à passer sur la surface de la coupe un pinceau imbibé de solution de carmin ou de solution de fuschine. Les parties sclérosées se teignent beaucoup plus vivement que les autres et deviennent alors facilement reconnaissables.

1. *Coupe faite au niveau de la jonction du bulbe rachidien et de la*

protubérance. — Ici, il n'y a que le tissu du plancher du quatrième ventricule qui soit atteint. La couche sclérosée est très mince, au milieu même: elle devient plus large à mesure qu'on s'éloigne du sillon médian; elle a 3 millimètres à l'endroit où l'altération s'arrête, un peu en dehors du bord externe du quatrième ventricule. La partie postérieure de chacun des corps restiformes se trouve ainsi envahie dans une petite épaisseur. Les autres parties du bulbe sont saines.

2. *Coupe faite à 5 millimètres au-dessous de la protubérance, au niveau même du sommet du bec du calamus scriptorius.* — On voit encore une couche sclérosée s'étendant de chaque côté du sommet du bec; il semble qu'il n'y ait là qu'un simple épaississement de l'épendyme. Une partie du faisceau restiforme du côté droit est altérée; c'est la couche extérieure de ce faisceau, dans une épaisseur de 3 à 4 millimètres, qui est atteinte.

La coloration ne tranche pas très nettement sur la teinte des autres parties, de telle sorte que l'altération est là probablement très incomplète. La partie externe de l'olive du côté gauche est très fortement altérée dans une épaisseur de 3 millimètres. Le reste de la coupe offre l'apparence normale.

3. *Au-dessus de l'entrecroisement des pyramides antérieures.* — Les deux faisceaux sous-olivaires sont altérés dans presque toute leur épaisseur; le faisceau du côté droit l'est plus fortement que celui du coté gauche. Le reste est à l'état sain.

4. *Immédiatement au-dessous de l'entrecroisement des pyramides.* — Les parties postérieures des faisceaux latéraux et les parties externes des faisceaux postérieurs sont profondément altérées. Le reste est à l'état sain.

5. *Tout à fait à la partie supérieure du renflement cervical.* — L'altération a envahi la plus grande partie des faisceaux de la moelle. Les seules parties restées saines sont les faisceaux antéro-latéraux, à partir du sillon médian antérieur jusqu'à une très petite distance au delà de la ligne d'émergence des racines antérieures, et un très petit îlot superficiel situé à la partie postéro-externe du faisceau latéral du côté droit. Tout le reste de la substance blanche de la moelle est atteint de sclérose.

6. *A deux centimètres au-dessous de la coupe précédente, à peu près au milieu du renflement cervical.* — Les parties sclérosées sont: 1° un îlot peu étendu, situé à la surface de la moelle, au niveau

de la région antérieure du faisceau latéral gauche (3 millimètres de largeur et 1 millimètre 1/2 d'épaisseur) ; 2° tout le faisceau antéro-latéral du côté droit, à l'exception d'une très petite partie du faisceau latéral, en dehors du point d'origine apparente des racines. Le reste est dans l'état normal.

7. *A 15 centimètres au-dessous de la coupe précédente, vers la partie inférieure du renflement cervical.* — Les faisceaux postérieurs sont sains. Les deux faisceaux antéro-latéraux sont altérés, à l'exception : 1° d'une bande très mince et superficielle des faisceaux antérieurs et des parties antérieures des faisceaux latéraux ; et 2° d'un petit trousseau de fibres situé à la surface de la région postéro-externe du faisceau latéral gauche.

8. *A 7 millimètres au-dessous de la précédente coupe au niveau même de la terminaison du renflement cervical.* — Toute la moelle est saine à l'exception de deux petites bandes étroites, limitant le sillon antérieur, et d'un très petit îlot situé en dehors de la partie externe de la corne antérieure du côté gauche.

9. *A 1 centimètre au-dessous de la coupe précédente, partie supérieure de la région dorsale.* — Les seules parties altérées sont : 1° l'îlot mentionné à propos de la précédente coupe, îlot qui est ici réduit presque à rien ; et 2° une partie très étroite du faisceau latéral du côté gauche, située sur le prolongement de la corne postérieure correspondante.

10. *A 4 centimètres au-dessous de la coupe précédente.* — La moelle est entièrement saine dans toutes ses régions.

11. *1 centimètre plus bas.* — Un îlot de substance sclérosée dans la partie du faisceau latéral, qui est contiguë au faisceau postérieur du côté gauche. Altération analogue du côté droit, mais un peu plus étendue et se prolongeant sur le bord externe de la corne postérieure jusqu'au centre de la moelle, en n'atteignant là que les fibres les plus rapprochées de la substance grise.

12. *2 centimètres au-dessous de la coupe précédente.* — Toute la moelle est saine, à l'exception du faisceau antérieur du côté gauche, lequel est altéré dans toute son épaisseur, à partir du sillon médian jusqu'à la ligne d'implantation des racines antérieures.

13. *1 centimètre plus bas.* — Il n'y a d'altéré qu'un très petit fascicule de moins de 2 millimètres de diamètre, au-dessous de la surface, vers la partie postéro-externe du faisceau latéral du

côté gauche. Tout le reste de la moelle est dans l'état le plus normal.

14. 3 *centimètres plus bas.* — Comme les précédentes coupes, celle-ci porte sur la région dorsale, mais se rapproche de la partie inférieure de cette région. Il y a une sclérose du faisceau antérieur (proprement dit) du côté droit et de tout le faisceau antéro-latéral du côté gauche. Les deux faisceaux postérieurs et le faisceau latéral du côté droit sont sains.

15. 1 *centimètre plus bas.* — Les parties sclérosées sont : 1° tout le faisceau latéral du côté gauche ; 2° tout le faisceau postérieur du même côté; 3° la partie interne du faisceau postérieur du côté droit. Quelques millimètres plus haut, une autre coupe avait montré que l'altération avait envahi tout le faisceau postérieur droit, à l'exception d'une très petite bande de sa région externe. Le reste de la moelle est dans l'état normal.

16. 2 *centimètres* 1/2 *plus bas, vers la partie inférieure de la région dorsale.* — Il n'y a plus d'altération que dans la partie antéro-interne du faisceau latéral du côté gauche, et sur une faible largeur. Le reste de la moelle est tout à fait sain.

17. 1 *centimètre plus bas, encore un peu au-dessus du renflement dorso-lombaire.* — Les deux faisceaux antérieurs proprement dits sont les seules parties de la moelle qui soient sclérosées.

18. 1 *centimètre* 1/2 *plus bas; région supérieure du renflement lombaire.* — Sclérose de la moité postérieure du faisceau latéral du côté droit; le reste de la moelle est dans l'état normal.

19. 1 *centimètre* 1/2 *plus bas.* — Sclérose du tiers postérieur du faisceau latéral du côté gauche; altération très légère d'une très petite partie du faisceau latéral droit, au voisinage du faisceau postérieur correspondant.

Le reste du renflement dorso-lombaire n'offre plus aucune altération visible à l'œil nu.

Une remarque générale que ces diverses coupes ont permis de faire, c'est que les parties sclérosées offraient toutes un degré plus ou moins marqué d'atrophie, leurs dimensions normales ayant subi une réduction plus ou moins considérable.

L'examen microscopique de tranches minces, coupées au niveau des diverses régions que je viens d'énumérer, a montré que les fibres nerveuses avaient bien réellement disparu dans les points que j'ai indiqués comme ayant été frappés de sclérose. Dans les parties sclérosées, au voisinage des faisceaux restés sains, on reconnaissait encore assez bien les enveloppes des fibres nerveuses, mais ces enveloppes paraissaient un peu épaissies.

L'aspect de la coupe dans ces points ressemblait un peu à celu d'une coupe de tissu vasculaire végétal, si ce n'est cependant que les lignes circonscrivant les aréoles étaient moins nettes que dans ce tissu. Ces enveloppes ne contenaient plus de gaine médullaire, et, dans un grand nombre de points, il n'y avait évidement plus de filaments axiles. Mais je dois dire que, dans d'autres points, les enveloppes névrilématiques manquant là d'ordinaire, on voyait de très nombreux filaments axiles conservés, que l'on reconnaissait, à ce qu'ils affectaient, dans des tranches un peu épaisses, les directions parallèles entre elles, et à ce que, sous l'influence des substances colorantes, de la fuschine, par exemple, ils se coloraient plus vivement que le reste du tissu. La teinte prise par ces filaments axiles nus était même plus foncée que celle que présentaient les filament axiles inclus dans leur gaine médullaire.

Dans ce tissu altéré, on trouvait d'assez nombreux corpuscules amyloïdes.

Les cellules nerveuses offraient des caractères parfaitement normaux dans toutes les tranches qui ont été examinées, alors même que la sclérose des faisceaux corticaux était extrêmement étendue.

Les vaisseaux que j'ai vus dans de nombreuses préparations ne m'ont pas paru avoir leurs parois chargées de granulations graisseuses; mais on avait constaté cette altération lorsque la moelle n'avait encore subi le contact d'aucun réactif, et il est probable que les granulations avaient disparu sous l'influence de la macération dans la solution aqueuse d'acide chromique et de la préparation par l'essence de térébenthine. On voyait très bien autour de plusieurs vaisseaux la gaine lymphatique que M. Ch. Robin a fait connaître pour les vaisseaux des centres nerveux, et que M. His a décrite plus tard d'une façon spéciale pour les vaisseaux de la moelle épinière.

Sur certaines tranches de la moelle, on a pu voir que le tissu conjonctif, situé entre les fibres nerveuses des parties qui ne semblaient pas encore altérées, était déjà un peu moins rare que dans l'état normal. Ce tissu augmentait peu à peu, les tubes nerveux diminuant de diamètre, ou disparaissant même jusqu'aux endroits où les tubes avaient tous disparu. Parfois, au milieu du tissu sclérosé, on voyait un groupe de quelques fibres nerveuses épargnées;

j'ai même vu dans quelques points un seul tube nerveux rester sain, bien qu'environné de toutes parts de tissu altéré. Souvent il n'y avait pas de passage progressif du tissu sain au tissu sclérosé; on passait au contraire brusquement, dans un faisceau, d'une partie intacte à une partie scléreuse.

Observation XV.

Traduite par M. Debrigode, externe des hôpitaux.

Un cas de myélite diffuse chronique, par Killian (Archiv. für Psychiatrie und Nerveukrankheisen, t. VII, 1877).

Lorenz Strassbach, journalier, né en 1813. Arrivé à l'hôpital (Strasbourg), le 2 novembre 1871; mort le 14 novembre 1875.

Diagnostic. — Sclérose diffuse de la moelle épinière.

Commémoratifs (1er février 1873).

Le malade est d'une famille saine, dans laquelle ne se sont jamais montrées ni paralysies, ni autres affections nerveuses. Ses parents et six frères à lui sont morts dans un âge avancé. Deux frères encore du malade sont vivants et bien portants. Lui-même, à l'occasion de son affection présente, ne se rappelle pas avoir eu de maladie. Il en cherche la cause dans une chute qu'il fit un peu avant le 6 janvier d'un grenier, haut d'environ 5 mètres, sur un tas de pierres. Il tomba, comme il le témoigne formellement, sur le genou gauche. Ce dernier ne présente rien d'anormal. Cependant le malade ressentit une vive douleur, mais superficielle. C'était au point que le patient pouvait à peine marcher, et le malade garda le lit six jours. Ensuite, il sentit une amélioration de son état et pendant un an n'éprouva plus rien dans la jambe. Il avait seulement quelques douleurs de ci, de là, mais il n'en tint aucun compte. Le malade fut ensuite employé chez un marchand de bois, qui l'occupa beaucoup dans les forêts. Là il se trouva fréquemment exposé aux refroidissements. Chaque fois il sentait lui survenir dans les jambes une forte débilité et souvent des douleurs dont (à cause de son état mental actuel) il ne peut que décrire approximativement la nature, mais à propos desquelles il signale tout au moins ce fait que leur acuité était plus grande la nuit que le jour.

Il n'avait pas eu de vertiges et sa santé générale n'avait pas encore paru altérée.

Les douleurs demeurèrent légères. Mais les difficultés de la marche s'accrurent un peu plus, au point que le malade ne put bientôt avancer qu'avec une canne et plus tard qu'avec deux; puis dut abandonner son travail un an après sa chute.

Sa démarche avec deux cannes était traînante, comme le raconte un garde-malade de son pays, qui le connaît depuis des années, et le corps dans sa partie supérieure était fléchi en avant.

L'intelligence du malade qui, auparavant, était des plus normales, commença aussitôt à s'affaiblir manifestement. Il devenait stupide et indifférent à tout ce qui l'entourait. Bientôt la marche avec deux cannes ne devint même plus possible. Le malade tombait souvent en route et résolut de rester à la maison. Les douleurs ne s'étaient pas encore accrues considérablement. Le malade n'avait jamais de douleurs dans la région dorsale et la santé générale ne semblait toujours pas altérée.

Son état ne s'améliorait pas et il vint le 2 novembre 1871 dans l'hôpital de cette ville. Jusqu'en août aucun grand changement ne se manifesta dans sa santé. A cette époque le malade commença à laisser urines et fèces s'échapper sous lui. Aussitôt, les douleurs dans les jambes, qui pour lui avaient toujours été superficielles, devinrent violentes et de fortes douleurs parurent au niveau de la région lombaire. Le malade fut traité par la cautérisation au fer rouge au niveau des reins. Après la guérison de ces plaies, il sentit une amélioration dans l'acuité de ces douleurs, qui graduellement disparurent totalement.

Les douleurs dans les os de la jambe demeurèrent violentes, et pour la première fois parurent dans le membre droit des contractions involontaires, qui, dans le décubitus, soulevaient la jambe vers le corps. Progressivement le membre gauche devint le siège des mêmes phénomènes.

Les sensations dans les membres consistaient en fourmillements; c'était aussi des convulsions douloureuses; elles étaient aussi parfois analogues à des piqûres d'aiguille, et plus violentes dans le membre droit que dans le gauche, souvent à tel point qu'il criait et se lamentait. Leur maximum de violence avait son siège sur le tibia, à la partie inférieure et un peu au-dessous de l'articulation du genou. Le malade ne peut pas mieux marcher depuis qu'il est à l'hôpital; tout au plus peut-il se traîner d'un lit à un autre, en se cramponnant aux montants. Il reste tout le temps couché, ou assis sur son lit.

Que son intelligence s'affaiblit, il s'en aperçoit lui-même; il ne paraît pas encore, jusqu'à présent, prouvé qu'il avait conscience de son malheureux état.

Le malade, sur la proposition de l'Université de Strasbourg, fut porté dans la section clinique de M. le professeur Leyden, où j'eus l'occasion de l'observer.

Etat actuel, 15 février 1875. — C'est un homme de 60 ans, d'une bonne constitution, actuellement assez amaigri. Il est constamment sur son lit couché, la tête un peu soulevée par des oreillers, les deux jambes fléchies sur les genoux et en contracture.

Aux questions qu'on lui adresse pour se rendre compte de ses sensations subjectives, on n'obtient rien ; généralement il répète la question, en ajoutant un oui passablement articulé. Il demeure dans l'apathie, ne parle pas, ne réclame rien, et semble stupide au dernier point. Parfois seulement il gémit, et manifeste bruyamment les sensations de ses spasmes douloureux.

Pour le remuer dans son lit, c'est un véritable morceau de bois. Il faut le faire manger aussi, car les mouvements du bras n'ont pas toute leur intégrité.

Il ne demande jamais rien, mais il prend la nourriture qu'on lui présente avec une certaine gloutonnerie. La déglutition serait pénible.

Depuis quelque temps vinrent aussi s'ajouter des accès de dyspnée, qui, à la suite d'un refroidissement, en janvier de cette année, amenèrent un catarrhe d'une intensité telle, que la vie du malade en fut menacée. Ces divers symptômes se sont amendés, sans cependant jamais disparaître entièrement. L'examen des poumons fit constater de la matité en arrière et en bas. Pas d'expectoration.

Du côté du système nerveux on note les symptômes suivants : les extrémités inférieures présentent une contracture dans le sens de la flexion, avec les genoux relevés en haut. Cette contracture atteint, en outre, la hanche. Ces articulations sont tellement fléchies, que les talons viennent toucher la région fessière. On peut faire disparaître ces contractures en exerçant sur les pieds une certaine force de traction, au point de provoquer l'extension du membre inférieur jusqu'à l'angle droit. Mais on éprouve une forte résistance, et on constate une raideur musculaire considérable, surtout dans les fléchisseurs de la partie supérieure de la cuisse.

Avec la cessation de l'effort, les extrémités reprennent bien vite leur position première. Les mouvements spontanés sont impossibles pour le malade.

Les membres semblent visiblement amaigris, surtout aux mollets. A la cuisse, les adducteurs et les extenseurs sont aussi atrophiés. Tous ces muscles, comme consistance, sont d'une dureté inaccoutumée; les adducteurs et les fléchisseurs sont fortement tendus, au point que leurs tendons font de fortes saillies. La peau des membres inférieurs est amincie, très pauvre en couche graisseuse, et dépourvue de poils. Sa coloration est normale. Les réflexes se montrent passablement exagérés (ils l'étaient plus encore il y a quelque temps). Ainsi, l'excitation de la région plantaire fait élever le membre vers le genou, et les pieds se fléchissent en haut, tout comme les orteils.

Les spasmes cloniques, à la façon de l'épilepsie spinale, ne peuvent être en aucune autre manière provoqués.

L'état de la sensibilité des extrémités inférieures n'est pas facile à constater, à cause de la faiblesse intellectuelle du malade; mais on peut tout au moins se rendre compte, qu'à d'assez fortes piqûres d'épingles, il donne des signes évidents d'impression douloureuse.

Les extrémités supérieures, dont la paralysie s'est emparée dans ces derniers temps, sont dans l'état suivant : l'avant-bras est fléchi sur le bras, au point que la main et la région antérieure du bras sont placés sur l'abdomen et la poitrine. Ils présentent un degré assez considérable d'atrophie musculaire. La région anti-brachiale et les reins surtout sont fortement amaigris, et présentent l'aspect d'une atrophie musculaire progressive; les espaces intercostaux sont creux, et les éminences thénar et hypothénar sont aplaties.

Les doigts sont dans une légère flexion qui ne peut être que très médiocrement vaincue.

Les muscles des membres supérieurs sont en général très durs, et leurs contours saillants.

La faculté d'exécuter des mouvements spontanés est affaiblie à un haut degré, mais elle est encore possible, quoique très lente et comme usée. Le malade arrive, par suite d'efforts répétés, à porter son bras gauche à sa tête; les mouvements de flexion et d'extension sont possibles, mais dans une limite très restreinte. A droite, les mouvements sont possibles dans les trois articulations, mais ralentis aussi et visiblement fatigants. Pas de troubles de sensibilité. Sur le thorax, les deux pectoraux semblent atrophiés, et ils sont en même temps le siège d'une forte contracture. Tous les muscles d'ailleurs présentent une rigidité, mais à part les pectoraux pas d'atrophie appréciable.

Les muscles de la paroi abdominale sont durs; l'abdomen est aplati. Au redressement du tronc succède une forte contracture de toute la région vertébrale, qui semble avoir pour éléments la rigidité musculaire et pour siège les muscles de la nuque.

Au cou, rien de notable comme atrophie dans la musculature, mais toujours raideur et gêne de la motilité.

Au visage, pas de contractions, pas de strabisme. Les pupilles réagissent à la lumière, la gauche est plus dilatée que la droite. La bouche est déviée comme dans le sourire. L'expression est la même que chez un tétanique.

Les dents sont serrées; la salive ne s'écoule pas au dehors de la bouche; la langue est légèrement proéminente, elle ne paraît pas atrophiée, ses mouvements sont lents, mais non visiblement gênés. Pas de contractions fibrillaires.

La parole est très défectueuse, et suit absolument son état mental. Le malade parle généralement très peu. Ce qu'il dit est assez bien articulé, mais paraît nécessiter une certaine peine. Aucun mot n'est prononcé d'une façon scandée.

Pas de désordres oculaires. L'examen ophthalmoscopique ne révèle rien d'anormal.

Les facultés mentales sont affaiblies à un degré passablement avancé.

La perte d'urine et de fèces n'a lieu que d'une manière intermittente.

Le décubitus n'existe qu'à un degré modéré.

La contractilité électrique ne présente rien de bien anormal.

Le malade mourut le 14 mai 1875, sous le coup de troubles respiratoires d'intensité croissante.

L'autopsie, qui fut pratiquée par M. le Dr Friedländer, donna les résultats suivants :

Résumé du procès-verbal de l'autopsie, 15 mai 1875. — *Moelle.* — La dure-mère rachidienne semble ramollie. La pie-mère, dans les régions postérieures, est très endommagée. Pas d'injection bien intense.

A la partie *postérieure* de la moelle se rencontrent des parties grisâtres distribuées de la façon suivante : l'une sur le renflement cervical ; puis deux petites taches oblongues dans la région dorsale supérieure; une autre enfin sur le renflement lombaire. Au niveau des six premières paires cervicales, la moelle paraît resserrée. On trouve aussi sur les régions *antérieures* de grosses plaques grises. De plus, au niveau des portions supérieures de la région cervicale, on trouve les cordons *latéraux* tout entiers avoir une coloration grisâtre. Au niveau du renflement cervical, les cordons latéraux ne présentent au contraire qu'une légère coloration grisâtre. Enfin, dans le milieu de la région dorsale, les deux cordons latéraux, sur une hauteur de 2 centimètres, sont gris, tout comme le milieu des cordons postérieurs.

Cerveau. — Léger œdème de la pie-mère cérébrale. Sur la convexité, des deux côtés, plaques grisâtres visibles. Au niveau de la bifurcation du tronc basilaire, se trouve une petite région ramollie. Quelques points grisâtres sur le plancher des deux ventricules latéraux.

Muscles. — Les parties supérieures des deux muscles grands pectoraux sont fortement atrophiées.

EXAMEN MICROSCOPIQUE.— L'auteur fait appuyer sa description de figures très nombreuses. Nous n'en donnerons qu'un aperçu suffisamment précis pour qu'il n'y ait pas de doute sur la nature des lésions.

Renflement cervical. — Sclérose des deux cordons latéraux; atrophie du groupe externe des cellules ganglionnaires de la corne antérieure gauche; dégénération d'une petite portion des cordons de Türck.

Plus bas, l'induration grise envahit irrégulièrement les cordons de Goll et les cordons postérieurs.

Portion supérieure de la région dorsale. — Sclérose des deux cordons latéraux; participation incomplète des cordons postérieurs; altération irrégulière des cornes antérieures.

Région dorsale. — Suivant les différentes hauteurs, on trouve des îlots de sclérose, surtout dans les cordons latéraux; quelquefois dans les postérieurs. La substance grise est en partie envahie.

Région lombaire. — Dans les régions supérieures de celle-ci, dégénérescence de tout le cordon latéral gauche et d'une grande partie de la substance grise du même côté. A droite, dégénération du cordon antéro-latéral et de la partie externe de la corne antérieure. Atrophie des cellules ganglionnaires motrices des deux côtés.

Dans les régions inférieures, moitié gauche normale; moitié droite tout à fait dégénérée jusqu'aux cordons postérieurs et une portion de la corne postérieure.

En résumé, il existe deux grands foyers de dégénération, l'un à la région cervicale, l'autre au renflement lombaire; de plus petits noyaux disséminés dans toute la région dorsale.

Muscles. — Atrophie des fibrilles musculaires avec interposition de tissu conjonctif proliféré.

Nerfs. — Le tissu conjonctif de la face interne du névrilème est hyperplasié, disposé en couches celluleuses. Les faits nerveux eux-mêmes font voir irrégulièrement, mais d'une manière évidente, une atrophie dont l'intensite est variable.

Observation XVI.

(Pitres. Revue mensuelle, 1877, p. 902.)

Parésie avec contracture des membres inférieurs, puis des membres supérieurs. Absence des signes ordinaires de la sclérose en plaques cérébro-spinale. — Mort. —Autopsie. — Ilots de sclérose disséminés sur le chiasma des nerfs optiques, la protubérance, le bulbe et la moelle épinière.

Lebourlès, Marie, âgée de 48 ans, est entrée à la Salpêtrière, service de M. Charcot, le 23 mars 1874. Son père est mort à l'âge de 64 ans, d'une attaque d'apoplexie.

Sa mère est morte à l'âge de 68 ans, d'un catarrhe pulmonaire et d'épuisement, après avoir eu 14 enfants, dont 10 sont morts en nourrice, de convulsions.

Leb... est l'aînée de sa famille; elle a encore un frère et deux sœurs qui jouissent d'une parfaite santé. Elle même a toujours été chétive. Dès sa jeunesse ses jambes étaient faibles ; elle trébuchait facilement. Elle pouvait cependant faire des marches assez longues, mais elle ressentait ensuite une fatigue notable avec sensation de brisement dans les aines. Elle assure aussi que la nuit elle marchait plus difficilement que le jour : elle était, dit-elle, la nuit comme une personne soûle et n'osait pas s'aventurer à marcher seule dans les rues. Cet état s'est notablement amélioré après la puberté.

La menstruation s'est établie à l'âge de 15 ans et a été peu abondante, très irrégulière et souvent accompagnée de pertes blanches. Jamais d'attaques de nerfs, jamais de syphilis.

A l'âge de 18 ans, Leb... a eu une fièvre typhoïde légère qui n'a pas aggravé l'état de faiblesse de ses jambes, et plus tard deux erysipèles de la face. Elle s'est mariée à 32 ans et, son mari ayant subi des revers de fortune, elle fut obligée de se livrer à un travail pénible et d'habiter un logement très humide et mal aéré.

La maladie actuelle a débuté en octobre 1871 à l'âge de 43 ans, les jambes sont devenues rapidement très faibles : la malade ne pouvait faire que de petits pas; elle avait une grande difficulté à monter un escalier.

Elle ne ressentait à ce moment aucune douleur, mais le soir, surtout quand elle avait un peu fatigué dans la journée, elle éprouvait une sensation pénible de lassitude dans les aines et une douleur aiguë dans les muscles de la nuque, semblable à celle que provoque le torticolis. En même temps, elle avait jour et nuit une violente démangeaison à l'anus. Peu à peu la faiblesse des jambes augmenta; bientôt la malade fut dans l'impossibilité de monter les marches d'un escalier, et vers le mois de février 1872, la marche devint tout à fait impossibe. A cette époque apparurent également des douleurs très vives au niveau du sacrum. Ces douleurs avaient un caractère tout spécial; ce n'était ni des douleurs en ceinture, ni des douleurs fulgurantes. C'était une vive sensibilité de la région qui rendait le moindre faux mouvement extrêmement pénible « comme s'il y avait eu une plaie à vif. » Du reste, pas d'élancement ni de fourmillements dans les jambes.

En mars 1872, la malade entra à l'hôpital Lariboisière, où elle resta deux ans. Lors de son entrée, les membres inférieurs étaient rigides et, quand on leur imprimait un mouvement brusque, leur rigidité augmentait tout à coup : « ils devenaient, dit la malade, raïdes comme des planches et restaient dans cet état plus d'un quart d'heure. » Les membres inférieurs étaient au contraire parfaitement libres.

En s'appuyant sur une chaise, la malade pouvait encore faire quelques pas, elle sentait parfaitement la résistance du sol, mais ses pieds lui paraissaient si lourds qu'elle ne pouvait pas les soulever. Jamais de troubles de la miction.

En 1873, les membres supérieurs devinrent faibles et la malade fut obligée de cesser de coudre et de tricoter. En 1874, Lob... entra à la Salpêtrière. Sur une note recueillie au moment de son entrée, on trouve signalées les particularités suivantes :

La malade ne peut remuer les membres inférieurs ; lorsqu'elle veut leur imprimer un mouvement, ils deviennent raides comme des planches, et elle éprouve de la douleur à la région lombaire. On observe aussi par moment dans les jambes et dans les pieds des mouvements de trépidation que l'on peut provoquer quelquefois en relevant brusquement la pointe des pieds.

Les bras sont contracturés. La malade ne peut que très difficilement porter la main jusqu'à sa bouche ; elle ne peut pas boire seule. Sensibilité au pincement et à la température conservée dans les membres, pas de troubles de la vue.

En 1875, état général bon. — Appétit, sommeil, etc., bien conservés. La marche est absolument impossible : la malade est constamment couchée ou assise sur un fauteuil. Si on cherche à la faire tenir debout, en la soutenant, on constate que les jambes se raidissent et que le corps tend à tomber en arrière. Dans le lit les deux jambes sont rigides, dans l'extension. La contracture augmente sous l'influence de la moindre émotion. Aucun mouvement spontané. Les masses musculaires ont conservé leur volume normal. La sensibilité est conservée dans tous ses modes. Les membres supérieurs sont en état de demi-contracture : leurs mouvements sont difficiles, mais non absolument abolis. La sensibilité y est bien conservée. A la moindre excitation, ils deviennent tout à coup entièrement raides pendant un temps variable entre quelques minutes et plusieurs heures. Les deux seins et la région sternale comprise entre eux sont complètement insensibles. Des piqûres profondes n'y sont pas perçues, et la malade prétend que cette insensibilité existait avant sa maladie. En arrière on constate une diminution notable de la sensibilité dans la région dorso-lombaire, sur les fesses et sur la face postérieure des cuisses jusqu'au mollet. L'intelligence et la mémoire sont bien conservées. Leb... a eu quelquefois des vertiges. Pas de céphalalgie. Parole normale.

En 1876, la malade s'affaiblit notablement. L'appétit est moins bon, les digestions sont difficiles. L'intelligence et la mémoire sont intactes. La parole n'est pas scandée : la voix est faible et la malade respire presque après chaque mot, comme si elle éprouvait en parlant une véritable fatigue. La vue paraît bien conservée, pupilles égales et normales, pas de strabisme, pas de nystagmu. L'ouïe, le goût, l'odorat ne présentent rien d'anormal. Pas de paralysie faciale. La langue peut être tirée facilement hors de la bouche et portée dans toutes les directions. La déglutition est gênée : la malade a de la peine à avaler principalement les substances liquides : elle est obligée de boire lentement par petites gorgées, et malgré ces précautions, il lui arrive souvent d'avaler de travers, ce qui provoque des quintes de toux pénibles. Les sensibilités au contact, au pincement, au chatouillement, à la température, sont conservées normales à la face et au cou.

Membres supérieurs. — Le malade ne peut exécuter aucun mouvement volontaire. Les membres supérieurs sont dans la demi-flexion : les doigts et les poignets sont flasques ; les coudes et les épaules présentent au contraire une rigidité modérée, que l'on peut surmonter assez facilement. Pas de trépidation provoquée, ni spontanée. Il n'y a jamais eu de douleurs. La sensibilité, les saillies musculaires sont parfaitement conservées. L'excitabilité électrique des muscles est normale. Le dos des mains et des doigts présente une tuméfaction œdémateuse blanche et molle qui existe depuis deux ans.

Membres inférieurs. — Les membres inférieurs sont dans l'extension. La contracture a presque totalement disparu. On ne peut plus provoquer de trépidation ni de rigidité spasmodique. Aucun mouvement volontaire n'est possible. Pas d'atrophie des muscles. Le chatouillement de la plante des pieds est parfaitement perçu, et il provoque dans les muscles des jambes et des cuisses des mouvements réflexes aussi vifs et aussi étendus qu'à l'état normal. Sensibilités (au contact, au chatouillement, au pincement, aux piqûres) parfaitement conservées. Excitabilité faradique normale. Les deux jambes, depuis les malléoles jusqu'aux genoux, sont assez fortement œdématiées.

Tronc. — Il n'y a pas de déviation de la colonne vertébrale : pas de douleur à la pression le long des apophyses épineuses, si ce n'est au niveau du sacrum; muscles des gouttières vertébrales normaux. Pas de douleur en ceinture.

La sensibilité est normale sur le ventre. Au niveau de l'épigastre il y a une zone de la largeur de la paume de la main, dans laquelle on peut enfoncer profondément une épingle sans que le malade le perçoive. La sensibilité est aussi très émoussée le long des six et sept côtes des deux côtés.

Les mouvements respiratoires sont faibles, à type diaphragmatique. Toux quinteuse, fréquente, avec menace de suffocation.

Miction et défécation régulières. — Les urines sont tout à fait normales, elles sont claires, limpides, non ammoniacales et ne renfermant ni sucre ni albumine.

En juillet, il se forme une eschare au sacrum.

Le 10 août, à quatre heures de l'après-midi, la malade mangea comme à l'ordinaire un peu de potage et mourut subitement quelques minutes après.

Autopsie. — Encéphale. Os du crâne normaux. Les méninges et les vaisseaux de la base sont remarquablement sains. On ne voit rien d'anormal à la surface des circonvolutions ni sur l'épendyme des ventricules latéraux ; sur les coupes du cerveau on ne découvre aucune lésion appréciable.

Sur le chiasma des nerfs optiques, on remarque une tache grisâtre à contours irréguliers qui s'étale sur le centre du chiasma et s'étend sur le tronc du nerf optique gauche à un centimètre de son origine. Les autres nerfs crâniens ne présentent pas d'altération de ce genre.

Sur la face antérieure de la protubérance, on voit une large tache de sclérose molle, grise, à bords irréguliers, étendue d'un pédoncule cérébelleux moyen à l'autre. Une autre tache scléreuse beaucoup plus petite existe à gauche, vers le bord externe de la protubérance.

Le plancher du quatrième ventricule paraît sain. Mais sur la face antérieure du bulbe on remarque un long îlot de sclérose occupant toute la hauteur des deux pyramides antérieures et s'étendant au-dessous de l'entre-croisement des pyramides dans les cordons latéraux des deux côtés.

La moelle présente dans la moitié supérieure de la région dorsale une teinte grisâtre au niveau des cordons postérieurs. A ce niveau existe en effet une nouvelle plaque scléreuse qui commence à la partie inférieure du renflement brachial, s'amincit notablement à la partie inférieure de la région dorsale et se termine vers le tiers moyens de cette même région dans les cordons latéraux des deux côtés. Le renflement lombaire paraît sain.

Dans les poumons on trouve un grand nombre de granulations tuberculeuses, les unes demi-transparentes, les autres fibreuses. Pas de cavernes ni de noyaux caséeux. Les autres organes ne présentent rien de particulier.

La moelle et le bulbe ont été plongés dans des solutions étendues d'acide chromique, mais, au lieu de durcir convenablement, ces organes sont devenus tellement friables qu'il a été impossible d'y pratiquer des coupes fines.

Observation XVII.

(Charcot. Progrès médical, 1879, n° 6.)

Affaiblissement général et graduel des membres. — Vertiges. — Léger tremblement des mains. — Cécité transitoire.— Diplopie. — Rémissions. — Trépidation des membres inférieurs. — Douleurs fulgurantes.

Etat de la malade en 1877 : Parésie des membres supérieurs. — Contracture passagère des membres inférieurs. — Trépidation. — Strabisme.

Persistance de la rigidité des membres inférieurs, de lat répidation, etc., en 1878.— Eschares.— Erysipèle. — Mort. — Autopsie : nombreuses plaques de sclérose sur les différentes parties de l'encéphale.— Sclérose en plaques de la moelle épinière.

La nommée Haltmay, âgée de 36 ans, couturière, est entrée le 29 juillet 1879, salle Saint-Jacques, n° 20, service de M. Charcot, à la Salpêtrière. Pas de maladies graves antérieures. Comme ayant pu contribuer au développement de la maladie actuelle, on note des veilles longues et fréquentes.

En 1863, c'est-à dire à l'âge de 21 ans, H... commença à éprouver un affaiblissement général et graduel de tous les membres; cet affaiblissement s'aggrave très notablement chaque fois, à la suite de certaines crises, consistant en vertiges survenant tout à coup, empêchant la station verticale et, par suite desquels, la malade plusieurs fois est tombée sur les genoux. Quatre de ces crises surtout sont restées gravées dans la mémoire de H...; jamais elles n'ont été accompagnées de perte de connaissance, mais constamment elles ont été suivies d'une grande prostration et d'une aggravation des symptômes parétiques.

En outre de l'affaiblissement on note à cette époque dans les membres des fourmillements, aux mains un léger tremblement, survenant à l'occasion des actes intentionnels.

Vers le quatrième mois de la maladie, se déclare très rapidement une cécité qui, un instant, fut presque absolue et a persisté environ trois mois; après quoi, la vision se rétablit très vite. Mais pendant les cinq années qui suivirent, il exista une diplopie presque constante.

A l'âge de 23 ans, les choses en sont venues à ce point que H... est forcée de quitter ses fonctions de femme de chambre. Les vertiges persistaient; la faiblesse des membres s'était accrue. Peu après la marche était devenue tout à fait impossible et les bras étaient inhabiles à tous les usages.

De 23 à 33 ans, on note dans l'histoire de la maladie plusieurs rémissions remarquables. La première, survenue à la suite d'un traitement empirique, fut telle qu'on put croire un instant à la guérison. Mais bientôt, à la suite d'une frayeur causée par un incendie, survint une rechute. La seconde rémission s'est produite à la suite d'un traitement hydrothérapique suivi à l'hôpital Beaujon; une autre après une saison passée à la Bourboule. Quoi qu'il en soit, la malade est décidément confinée au lit et incapable de se livrer à aucun travail.

Elle note, dans les deux années qui ont précédé son entrée à l'hospice, des trépidations survenant de temps en temps dans les membres inférieurs, où elle éprouvait fréquemment des douleurs fulgurantes, des besoins fréquents d'uriner et parfois l'émission involontaire des urines; un retour de la diplopie à deux ou trois reprises, une certaine lenteur dans l'articulation des mots.

Etat actuel. — Juillet 1877. Mémoire affaiblie. Il existe une paresse intellectuelle qui fait que la moindre réflexion est suivie de fatigue. L'acuité visuelle paraît seulement un peu affaiblie. Il n'y a plus ni vertiges, ni éblouissements, mais de temps en temps un peu de céphalalgie frontale. Douleurs spontanées dans les lombes; embarras de la parole, léger, mais très manifeste; aux membres supérieurs, on note que la malade peut élever ses mains au-dessus du lit, les porter même à sa tête sans qu'il y ait tremblement; mais a force dynamométrique y est extrêmement affaiblie; les mouvements individuels du doigt pour la flexion ou l'extension sont pénibles, presque impossibles.

Membres inférieurs. — H... est absolument confinée au lit. Ses membres inférieurs non manifestement amaigris, habituellement un peu rigides, dans la demi-flexion sont pris quelquefois de véritables contractures. Quand on lève la malade et que, soutenue sous les aisselles, elle essaie de marcher, les membres inférieurs se raidissent dans l'extension et s'accolent l'un à l'autre sans pouvoir exécuter aucun mouvement. Le réflexe produit par la percussion du tendon rotulien est remarquablement exagéré des deux côtés; une trépidation très accentuée se produit lorsque l'on provoque la flexion dorsale du pied aussi bien à droite qu'à gauche. Des soubresauts se produisent simultanément de temps en temps dans ses membres. Pas d'anesthésie; pas d'hyperesthésie; sensations de fourmillements dans les pieds, surtout aux talons, où H... se plaint de ressentir des morsures; urines et garde-robes involontaires.

1877. Octobre. La malade se réveillant un matin s'aperçoit qu'elle voit double, et l'on constate qu'en effet il s'est produit un strabisme externe de l'œil droit.

Tel était l'état de la malade lorsque le 23 décembre elle fut présentée aux démonstrations cliniques comme un exemple de sclérose en plaques fruste.

Peu de temps après (fin décembre), survient une eschare au sacrum : un érysipèle se montre à la fesse gauche et gagne la cuisse; il ne s'arrête que vers le milieu de janvier. En février 1878 l'eschare s'est agrandie. La santé générale, qui s'était jusque-là à peu près maintenue, se détériore visiblement. On note que le strabisme et la diplopie ont disparu. L'embarras de la parole est toujours le même. Tous les mouvements de la langue sont libres; elle est le siège de mouvements fibrillaires. La rigidité des membres inférieurs, la trépidation et l'exagération du réflexe rotulien provoqués persistent, au même degré; ils sont constants avec exacerbation; de petites eschares se produisent aux membres inférieurs sur les divers points soumis à une pression. La mort survient le 3 mars 1878.

Autopsie. — Cerveau. Après l'ablation de la pie-mère on trouve à la base du cerveau des plaques scléreuses disséminées, offrant la disposition suivante : 1°) une plaque sur le nerf olfactif gauche; 2°) une plaque sur chacun des deux nerfs optiques au voisinage du globe oculaire; 3°) une plaque sur la bandelette optique droite; 4° (une plaque sur le pédoncule cérébral gauche; 5°) on compte sept plaques à la surface de la protubérance; 6°) enfin, une plaque sur chaque olive, une sur chacune des pyramides antérieures.

A la surface des circonvolutions de la convexité se voient quelques plaques très superficielles et de très petites dimensions, n'intéressant guère que les deux ou trois premières couches de la substance grise.

A la surface des ventricules latéraux, il existe un grand nombre de plaques, toutes de très petites dimensions; elles sont nombreuses, surtout au niveau de l'angle externe des ventricules; quelques plaques se voient encore à la surface et à l'intérieur des gros noyaux ainsi que dans le cervelet.

Moelle épinière. Plaques scléreuses disséminées un peu partout dans les diverses régions de la moelle épinière. Immédiatement au-dessous du bulbe, ce sont les faisceaux postérieurs surtout qui sont atteints; au niveau du renflement cervical, une plaque se voit sur chacun des cordons latéraux. A la région cervicale inférieure, une plaque sur le cordon latéral gauche. Dans une bonne partie en hauteur de la région dorsale, la substance de la moelle est envahie à peu près uniformément dans les diverses régions par la sclérose.

A la partie supérieure de la région lombaire, plaque intéressant une partie des faisceaux postérieurs. Tandis que les muscles des membres supérieurs sont rouges, ceux des cuisses sont jaunes et pâles; aux mollets, surtout à droite, ils sont plus jaunes que partout ailleurs.

Poumons légèrement emphysémateux et congestionnés, pas de tubercules. Foie gras. Les bassinets contiennent quelques concrétions et un peu d'urine purulente. Les parois de la vessie sont épaissies. Autour de l'orifice de l'urèthre, mamelons ardoisés, recouverts d'une néo-membrane d'un blanc sale. Urines purulentes. Le cœur, les artères, la rate, l'utérus et les ovaires n'offrent aucune altération.

OBSERVATION XVIII (personnelle).

Perte de la mémoire, troubles de la parole, amblyopie; paraplégie spasmodique; noyaux disséminés de sclérose sur les ventricules cérébraux, plaques confluentes sur la partie inférieure de la moelle (1).

G... (Louis), âgé de 33 ans, faisant le métier de marchand de vin, entré salle Bichat, service de M. Debove. Dans ses antécédents, on trouve des circonstances qui se rencontrent fréquemment dans le passé des malades atteints d'affections nerveuses. Son père, alcoolique, est mort par suicide à l'âge de 66 ans; sa mère a été emportée par un cancer du sein droit.

La nature de sa profession l'obligeait, dit-il, à fraterniser souvent avec les clients, et, dans ses accès d'ivresse, il se livrait fréquemment à un coït effréné, qu'il pratiquait debout. Malgré ses abus, il ne se sentait nullement fatigué ; toujours bien portant, très gai d'habitude, il n'a absolument rien éprouvé jusqu'en 1864, lorsque, vers la fin de septembre, il s'aperçut que ses jambes commençaient à être raides. La raideur se manifestait surtout lorsqu'il marchait un peu vite, ou qu'il fallait déployer un peu d'adresse; ainsi, il trébuchait souvent lorsqu'il descendait à la cave. Il ne souffrait nullement d'ailleurs ni dans les membres ni dans la colonne vertébrale. La contracture fit des progrès rapides et s'accompagna bientôt de faiblesse des membres inférieurs, si bien qu'au bout de six mois la marche était à peine possible à l'aide de béquilles. Cet état dura jusqu'en 1870, époque à laquelle le malade se décida à entrer à l'Hôtel-Dieu, où il fit un séjour de treize mois, sans aucune espèce d'amélioration. Le mal empirant de plus en plus et le malade se voyant complètement confiné au lit, il se fait admettre en 1878 comme incurable à Bicêtre.

Le 11 février 1881, il entre à l'infirmerie pour être traité d'une constipation opiniâtre qui durait depuis dix-sept jours.

Examiné à cette époque, nous avons pu noter les faits suivants : le malade garde continuellement le lit, il ne peut plus faire aucun pas, même avec l'aide d'une personne; l'aspect général est celui d'un homme gras et solide en apparence.

(1) Cette observation a déjà fait l'objet d'une note, que nous avons insérée dans les Archives de neurologie, n° 13.

La face est bouffie par un développement exagéré de la graisse; les maxillaires inférieurs, fortement développés, donnent au visage des dimensions transversales considérables. L'intelligence paraît obtuse; il comprend bien ce qu'on lui dit, mais il éprouve un peu de difficulté à bien saisir certaines conceptions. Sa mémoire est profondément amoindrie, il se rappelle à peine plusieurs évènements importants du passé. Habituellement il est d'une humeur gaie, mais s'attriste facilement et pleure même au souvenir de sa mère. Sa parole est lente, saccadée; entre chaque syllabe il y a une petite pause; le malade arrive cependant à prononcer les mots d'une manière intelligible. La vue, qui était bonne autrefois, est actuellement affaiblie; la lecture est très pénible, et, pour distinguer les caractères, il faut que l'objet soit très près des yeux. Dans le crépuscule, il reconnaît à peine les personnes qui l'environnent. Il se rend très bien compte cependant des différentes couleurs du spectre que nous lui avons présentées. Les orifices pupillaires sont de dimensions égales, et répondent bien aux réflexes de l'accommodation et de la lumière. C'est à peu près tout l'ensemble des phénomènes encéphaliques qu'il nous a été donné de constater le jour de l'entrée du malade à l'infirmerie.

Pour ce qui est des membres, ils sont inégalement intéressés; les supérieurs sont presque indemnes, tous les mouvements volontaires existent et sont facilement exécutés; toutefois, leur adresse est un peu diminuée. On ne constate aucune espèce de tremblement, pas plus pendant le repos que pendant l'exécution d'un mouvement. Notons que, par suite de l'inactivité, la force musculaire a diminué; évaluée au dynamomètre, elle nous donne 11 divisions à droite, et 10 à gauche.

Si les membres supérieurs sont presque indemnes, il n'en est pas de même des inférieurs, qui sont profondément atteints. Le malade, réduit au séjour au lit, ne peut leur imprimer le moindre mouvement. Relevés au-dessus du plan du lit, ils figurent de véritables barres, inflexibles et rigides, qui retombent inertes aussitôt qu'on ne les soutient plus. Malgré la contracture, si on déploie une force suffisante, on parvient à vaincre la résistance que les muscles opposent à l'exécution des mouvements provoqués.

Par la percussion patellaire, de même que par l'extension brusque du gros orteil, on détermine, bien que peu accusés, les phénomènes du genou et du pied.

La sensibilité cutanée était parfaitement conservée, elle se manifestait suivant tous ses modes : au contact, à la température, à la pression, au chatouillement, sans qu'il y eût le moindre retard entre l'excitation et la perception provoquée. Il était facile de déterminer le réflexe plantaire.

A côté de ces troubles de la motilité et de la sensibilité, nous devons insister sur l'hypertrophie considérable du tissu adipeux sous-cutané. Il y avait une adipose si exagérée que les saillies osseuses des membres étaient masquées, et ceux-ci présentaient un volume qui était hors de proportion avec la taille générale du malade. Par la pression on éprouvait une sensation spéciale de dureté, sans imprimer sur la peau le godet caractéristique de l'œdème.

Du côté des organes génito-urinaires, on constatait que les mictions étaient régulières ; il n'y avait ni rétention ni incontinence: toutefois il est à noter que le besoin d'uriner devait être satisfait aussitôt qu'il se faisait sentir.

Les urines sont légèrement troubles, à forte odeur ammoniacale; on n'a jamais pu y déceler la présence du sucre ou de l'albumine. Le malade nous dit avoir souvent des érections, mais il n'a jamais eu de pertes séminales.

La constipation est opiniâtre, les selles n'ont lieu que tous les dix ou quinze jours, à la faveur de fortes doses d'huile de ricin; aussi le ventre est habituellement ballonné, dilaté par une grande quantité de gaz.

La suite de l'histoire clinique de ce malade jusqu'à sa mort se résume de la manière suivante : il survint peu de modifications dans son état général pendant trois ou quatre mois, à dater de son entrée à l'infirmerie générale; pendant tout cet intervalle, il n'était tourmenté que par sa constipation, dont à la fin on ne venait à bout que par l'injection dans le rectum de 3 à 4 litres d'eau salée. Vers le mois de juillet, une petite eschare apparut à la région sacrée, et, en dépit des soins prodigués au malade, elle fit des progrès, creusa en profondeur, et amena la formation d'une large perte de substance qui devint le siège d'une suppuration fétide. La parésie intestinale alla en augmentant aussi, si bien que la constipation de plus en plus rebelle s'accompagna de vomissements alimentaires.

La cachexie, avec son cortège habituel, emporta le malade le 20 novembre, sans qu'il fût survenu une modification quelconque dans la scène des phénomènes nerveux.

Autopsie. — Faite vingt-quatre heures après la mort.

Cerveau. — La décortication du cerveau ayant été faite avec le plus grand soin, il nous a été impossible de constater la moindre lésion sur les circonvolutions cérébrales.

Si on examine chaque hémisphère séparément, on trouve dans le gauche, sur le tiers postérieur environ de la queue du noyau intra-ventriculaire du corps strié, une tache d'un gris rougeâtre, qui se perd en mourant en avant, tandis qu'en arrière et au dehors, elle s'étend jusque sur le prolongement du corps calleux, qui forme la voûte de la corne antérieure du ventricule latéral. Un peu plus en arrière et séparée de la première par un petit intervalle de substance saine, il en existe une autre qui surplombe en quelque sorte la corne occipitale du même ventricule. Sur la face interne de la couche optique, on ne trouve que trois petites plaques de la dimension d'un petit pois, situées en arrière du corpus album subrotundum.

Dans le ventricule latéral droit on trouve, immédiatement en arrière de la virgule du noyau caudé, une première tache, irrégulièrement quadrilatère, de la largeur d'un doigt, située en partie sur la couche optique, en partie sur le plafond opposé à ce dernier centre nerveux, le milieu de la plaque passant par le bord externe du ventricule latéral. Un peu plus en arrière, nous trouvons une série d'îlots légèrement grisâtres, de consistance relativement dure, qui s'échelonnent sur les parois des cornes occipitale et sphénoïdale.

Sur la surface de section antéro-postérieure du corps calleux on constate encore l'existence de deux colonnes de substance grise.

En résumé, dans le cerveau on ne trouve des plaques de sclérose que sur les parois des ventricules et seulement deux petits îlots dans le corps calleux.

Moelle allongée. — Sur la face inférieure des pédoncules cérébraux et de la protubérance il existe un certain nombre de taches d'un rouge grisâtre, déprimées, éparpillées un peu partout et devenant presque confluentes au niveau de la commissure des trois pédoncules cérébelleux du côté gauche. Cette région est tellement indurée qu'elle crie presque sous le scalpel.

Moelle. — Si nous passons maintenant à l'étude de la moelle, nous constatons que la distribution de la lésion s'éloigne un peu du type classique.

Si, sur le bulbe et les portions supérieures de la moelle, il est encore possible de reconnaître isolément les noyaux d'induration, au fur et à mesure que l'on descend vers l'extrémité inférieure, l'axe médullaire subit une espèce d'atrophie en masse, déformé par un nombre de plaques tellement considérable qu'il semble qu'il n'y a là qu'une continuité de dégénération fibreuse.

Pour terminer l'examen microscopique, signalons l'énorme quantité de graisse qui double la peau des membres inférieurs et la dégénération graisseuse de leurs muscles.

Examen microscopique. — Nous avons pratiqué dans l'intérieur des plaques de sclérose cérébrales des injections interstitielles de picro-carmin. Le liquide retenu, surtout dans les ventricules, par la membrane épendymaire, forme une véritable boule d'œdème. Des morceaux découpés dans celle-ci, écrasés sur la lame porte-objet, portés ensuite sur le champ du microscope, nous laissent voir à côté des éléments nerveux altérés, et à peine reconnaissables, un stroma fibrillaire à mailles très serrées, parsemé de noyaux. On a ainsi la preuve la plus manifeste d'une prolifération de la névroglie.

La moelle durcie et préparée suivant l'enseignement de M. Debove (Note sur la technique des préparations de la moelle, in Archives de neurologie, tome I, p. 9) et divisée en minces coupes pratiquées à différentes régions, nous montre, dans les portions cervicales et la moitié supérieure de la dorsale, des plaques de sclérose, très superficielles, ne pénétrant qu'à une très petite profondeur dans la masse médullaire, tandis que toute la moitié inférieure est le siège d'une transformation diffuse. S'il est encore possible de délimiter les différents départements topographiques de la moelle, la néoformation conjonctive a cependant presque complètement étouffé les éléments nerveux.

Observation XIX (résumée).

(Service de M. Charcot. — Recueillie par Timal.)

Sclérose en plaques. Phénomènes d'atrophie musculaire.

Il s'agit d'une jeune femme de 35 ans, Vinc... (Pauline), entrée à la Salpêtrière le 18 mai 1870; morte le 11 décembre 1871. L'autopsie a été refusée.

Cette malade présentait aux membres supérieurs : l'avant-bras droit plus maigre que le gauche. Une atrophie des muscles de l'éminence thénar et hypothénar; dans la paume de la main une excavation telle, qu'on aperçoit les tendons des fléchisseurs.

Ces phénomènes d'atrophie musculaire sont survenus au milieu des circonstances suivantes : symptômes de sclérose en plaques; tremblement des membres et des doigts; tremblement de la tête; embarras de la parole; zézaiement.

Observation XX (résumée).

(Deutsches Archiv. für Klinische medicin. T. X., fasc. 6, p. 595.)

Sclérose en plaques. — Atrophie de la langue (Erbstein).

Il s'agit d'une malade, âgée de 44 ans, ayant eu en 1864 une fièvre typhoïde, à la suite de laquelle étaient restés un embarras marqué de la parole et une faiblesse des membres. Le langage était indistinct, monotone, mais non scandé.

On remarqua en outre du vivant de la malade une *atrophie* de la portion antérieure de la *langue*.

L'examen histologique fit voir, plus tard : 1°) de nombreux foyers de dégénérescence, non seulement interposés entre les faisceaux de l'origine de l'hypoglosse, mais les intéressant aussi et interrompant par conséquent leur continuité : une coupe permit de découvrir que le noyau du grand hypoglosse était remplacé par un îlot de de tissu sclérosé: 2°) les fibres musculaires de la partie antérieure de la langue avaient subi la dégénérescence graisseuse; la lésion avait envahi quelques-uns des faisceaux musculaires de la base de l'organe.

Observation XXI.

(Pitres. Revue mensuelle, 1877. P. 896.)

Parésie des membres avec contracture légère et atrophie musculaire.— Sclérose en plaques disséminées sur le cerveau, le bulbe et la moelle épinière.

Baumair, âgée de 53 ans, est entrée à la Salpêtrière (service de M. Charcot) en 1872. Jusqu'en 1870, elle avait joui d'une bonne santé. A cette époque, elle eut une maladie aiguë, que son médecin désigna sous le nom de fièvre muqueuse, et sur la nature de laquelle elle ne peut fournir que des renseignements peu précis. Elle se rappelle seulement que les accidents ont débuté brusquement, et qu'ils consistaient surtout en une céphalalgie extrêmement intense, accompagnée de vomissements bilieux qui se répétaient deux ou trois fois par jour.

Pas de délire, pas de convulsions. Cet état dura trois semaines environ. Mais, dès le début de la convalescence, la malade s'aperçut que ses membres inférieurs étaient très faibles et souvent rigides. Elle avait de la peine à se tenir debout, et, quand elle voulait tenter de faire quelques pas, ses jambes fléchissaient sous elle. Pas de douleurs, pas de troubles de la miction. A partir de ce moment, la paralysie fit des progrès lents, mais continus.

En 1872, lors de l'entrée de la malade dans le service, les membres supérieurs ne présentaient encore aucun trouble fonctionnel. Depuis cette époque, la paralysie a gagné successivement d'abord le membre supérieur gauche, puis celui du côté droit.

Jamais il n'y a eu d'attaque apoplectiforme, ni de tremblement des membres, ni de douleurs fulgurantes, ni de troubles de la sensibilité.

État actuel en janvier 1876. — La malade est dans le décubitus dorsal, et ne peut faire aucun mouvement. Elle a un embonpoint considérable. Elle est grande, gâteuse seulement depuis quelques mois. Son intelligence est sensiblement affaiblie, mais néanmoins elle se rend assez bien compte du début et de l'évolution de sa maladie, et répond avec précision aux questions qu'on lui pose. Elle parle habituellement à voix basse, lentement, avec peine, comme si l'acte de parler la fatiguait beaucoup ; mais à part cette faiblesse de voix, elle articule régulièrement, et sa parole n'est ni scandée ni ânonnée.

Les mouvements de la tête sont bien conservés et ne s'accompagnent d'aucun tremblement, même lorsque la tête n'est plus appuyée sur les oreillers, Pas de paralysie de la face ni de la langue.

La vue et les mouvements des yeux sont normaux.

L'ouïe, l'odorat, le goût sont conservés intacts.

Les membres supérieurs sont absolument immobiles ; la malade ne peut leur imprimer aucun mouvement volontaire. Quand on cherche à les remuer, on éprouve une résistance notable au niveau des articulations de l'épaule et du coude; cette rigidité est très faible aux poignets, et nulle aux doigts. Les bras sont rapprochés du tronc, les avant-bras sont légèrement fléchis sur les bras, les poignets sont au contraire en extension forcée. Les doigts sont à demi fléchis vers la paume de la main, sauf au niveau des articulations phalango-phalanginiennes des trois derniers doigts de la main gauche, qui sont en extension forcée. En outre de cette attitude vicieuse et permanente, les mains présentent des déformations qui paraissent dues à l'atrophie des masses musculaires. A la face postérieure de l'éminence thénar existe une dépression profonde. A la face palmaire, les éminences thénar et hypothénar sont aplaties, flasques, et les plis cutanés sont complètement effacés. Le développement considérable du tissu adipeux sous-cutané empêche de se rendre compte de l'état de conservation ou de la disparition des saillies musculaires aux avant-bras, aux bras et aux épaules. Dans tous les muscles du membre supérieur, la contractilité faradique est très notablement diminuée, mais nulle part elle n'a complètement disparu. La sensibilité au contact, à la piqûre, au pincement, est normale. Les membres inférieurs sont dans l'extension, privés de tout mouvement volontaire. Il n'y a pas de rigidité notable, pas d'atrophie apparente. En relevant la pointe du pied, on ne provoque pas de trépidation, mais la malade assure que quelquefois les jambes se raidissent et se mettent à sauter toutes seules. Les réflexes au chatouillement de la plante des pieds sont conservés.

Le 17 février 1876, la malade a été prise tout à coup d'un accès de suffocation extrêmement violent. Dans les premiers jours de mars elle a eu un érysipèle de la face qui était déjà guéri, quand le 15 mars elle a été prise subitement d'un second accès de suffocation dans lequel elle a succombé.

Autopsie. — Cerveau. — Méninges et circonvolutions saines sur l'épendyme des ventricules latéraux, on trouve des deux côtés de nombreux îlots de sclérose, grisâtres, irrégulièrement disséminés, à bords sinueux, légèrement déprimés à leur centre, mesurant de 1 millimètre à 2 ou 3 millimètres carrés. A la coupe on peut constater que ces îlots sont très superficiels et qu'ils ne pénètrent plus de 1 millimètre dans la profondeur du cerveau.

La protubérance, le bulbe et la moelle sont convertes d'îlots grisâtres tellement nombreux que la surface de ces organes présentent un aspect marbré ou plutôt tigré d'un aspect des plus singuliers.

Dans la moelle, ces plaques prédominent à la face antérieure de l'organe, et déjà sur les coupes à l'état frais on peut constater qu'en plusieurs points elles atteignent ou dépassent les cornes antérieures de substance grise. Les poumons sont emphysémateux et congestionnés. Rien de particulier dans les autres viscères.

Les muscles des membres supérieurs et inférieurs sont pâles, jaunâtres : leurs fibres sont écartées les unes des autres par de nombreuses vésicules adipeuses : la plupart sont manifestement atrophiés, bien que le volume général des membres soit augmenté par le fait du développement considérable du tissu cellulo-graisseux sous-cutané intra et extra-musculaire. Les muscles des membres supérieurs sont en général plus pâles et plus altérés que ceux des membres inférieurs. Les muscles des éminences thénar, surtout du côté gauche, sont extrêmement grêles, et d'une coloration extrêmement jaunâtre tellement pâle, qu'il est difficile de les distinguer du tissu graisseux au milieu duquel ils sont plongés.

La moelle épinière, le bulbe rachidien et des fragments de muscle ont été soumis à l'examen microscopique.

Les muscles présentaient une atrophie simple avec un développement très considérable du tissu adipeux interstitiel. Toutes les fibres n'étaient pas frappées au même degré, et dans une même préparation il n'était pas rare de rencontrer, à côté de fibres extrêmement diminuées de volume, des faisceaux ayant conservé leur épaisseur normale.

La moelle et le bulbe ont été durcis dans des solutions étendues d'acide chromique et préparés par les procédés ordinaires (coloration des coupes par le carmin, puis traitement par l'alcool absolu et l'essence de térébenthine et montage dans le baume du Canada).

Les figures ci-jointes indiquent la topographie des lésions scléreuses à différentes hauteurs du cordon bulbo-spinal.

Le premier dessin représente une coupe du bulbe au niveau de la partie moyenne des olives. On y voit cinq îlots isolés, dont les deux principaux occupent les pyramides antérieures et le plancher du quatrième ventricule. A ce niveau la plupart des cellules des noyaux de l'hypoglosse et du pneumognogastrique du côté droit sont profondément altérées. Plusieurs ne sont plus représentés que par de petites masses jaunâtres, granuleuses, pigmentées, sans prolongement apparent, plongées au sein du tissu fibrillairc, qui constitue l'îlot de sclérose. A gauche les cellules intactes sont plus nombreuses, mais déjà un certain nombre ont perdu leur prolongement et se sont chargées de pigment jaune.

Dans la moelle, la topographie des lésions varie selon la hauteur où la coupe a été pratiquée, mais elles sont de même nature que celles qui existaient dans le bulbe. Sur certaines coupes les cornes antérieures et postérieures ont complètement disparu, il est complètement impossible d'en discerner les contours et les éléments. En d'autres points, bien que les cornes grises soient enveloppée de toute part par le tissu scléreux, on distiugue encore leurs limites. Mais déjà dans ce point-là les grandes cellules des cornes antérieures sont à peine reconnaissables : elles sont jaunâtres, granuleuses, privées de prolongements, réduites à l'état de petites masses informes.

CONCLUSIONS.

A. La sclérose en plaques disséminées peut présenter les phénomènes insolites suivants :

1° L'une quelconque des formes de l'aliénation mentale peut éclater au milieu de son cours jusque-là régulier.

2° Les symptômes spinaux peuvent, dans certains cas, se compliquer de troubles ataxiques.

3° Des phénomènes bulbaires peuvent apparaître comme dénouement final et emporter rapidement le malade.

4° Les réflexes tendineux peuvent quelquefois prendre des proportions telles, qu'ils s'élèvent à la hauteur d'une complication.

5° Une seule fois on a vu des spasmes se produisant à l'occasion des mouvements volontaires.

B. La sclérose en plaques disséminées peut quelquefois revêtir le facies clinique d'autres affections nerveuses ; M. Charcot la désigne alors sous le nom de *fruste*. Il convient peut-être d'en considérer trois formes :

1° La forme fruste simulant le tabes dorsal spasmodique. C'est la mieux connue.

2° La forme fruste simulant la sclérose latérale amyotrophique.

3° Sous toutes réserves encore, une forme fruste simulant l'hémiplégie de cause cérébrale.

INDEX BIBLIOGRAPHIQUE.

Vulpian. — Note sur la sclérose en plaques de la moelle épinière. Union médicale, 1866.

Bourneville et Guérard. — De la sclérose en plaques disséminées. Paris, 1869.

Charcot. — Leçons sur les maladies du système nerveux. Paris, 1880.

— Diagnostic des formes frustes de la sclérose en plaques. Progrès médical, 1879.

Leyden. — Traité clinique des maladies de la moelle épinière, trad. franç. Paris, 1879.

Rosenthal. — Traité clinique des maladies du système nerveux, trad. franç., Paris, 1878.

Pitres. — Contribution à l'étude des anomalies de la sclérose en plaques. Revue mensuelle, 1877.

E. Timal. — Etude sur quelques complications de la sclérose en plaques disséminées. Thèse de Paris, 1873.

Rendu. — Exagération des réflexes tendineux chez un homme atteint de sclérose en plaques.

Bouicli. — Note sur un cas de sclérose en plaques fruste. Archives de neurologie, 1883, n. 13.

H. Schüle. — Beitrag zür multiplen sclerose des Gehirns und Ruckenmarks. D. Archiv für Klinische medicin, 1870.

— Weiterer Beitrag über Hirn-Ruckenmarks Sclerose. Ibid., 1871.

Buchwald. — Ueber multiple sklerose der Hirus und Ruckenmarks. Eodem loco, 1872.

Albert Otto. — Casuistiches Beitrag zur multiplen Sclerose der Hirus und Ruckenmarks. Ib., 1872.

E. Killian. — Ein Fall von diffuser Myclitis chronica. Arch. für Psychiatrie und Nervenkrankheiten, 1877.

Lewis. — A case of disseminated Cerebral sclerosis. Journ. of mentals. Janv. 1878.

Paris.—Typ. A. Parent, A, Davy succ^r, imp. de la Faculté de médecine
52, rue Madame et rue Monsieur-le-Prince, 14.

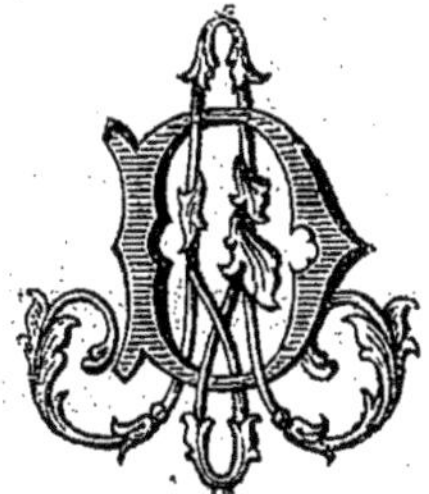

www.ingramcontent.com/pod-product-compliance
Ingram Content Group UK Ltd.
Pitfield, Milton Keynes, MK11 3LW, UK
UKHW021112260726
13994UKWH00002B/863

9 782329 117713